常见病针灸临床丛书

干眼

总主编◎张建斌

主 编◎马晓芃

中国健康传媒集团
中国医药科技出版社

内容提要

本丛书选择针灸临床常见病症和有较好临床实践证据的病症，对近现代针灸临床实践经验进行系统性总结，既为针灸工作者提供当代临床实践的诊治策略和实践指引，同时又提供以针灸为代表的非药物诊疗和护理指导。本书内容主要包括中西医对干眼的认识、历代医家积累的干眼诊治经验、针灸治疗干眼的临床疗效规律和机制研究，以及干眼的日常生活指导和科普知识。本书适合针灸临床工作者及相关从业人员、中医科研及教学工作者、针灸专业在校学生等参阅。

图书在版编目（CIP）数据

干眼／马晓芃主编．--北京：中国医药科技出版社，2025.4.--（常见病针灸临床丛书）．-- ISBN 978-7-5214-4964-8

Ⅰ.R246.82

中国国家版本馆CIP数据核字第2024BB6490号

美术编辑　陈君杞

版式设计　南博文化

出版　**中国健康传媒集团**｜中国医药科技出版社
地址　北京市海淀区文慧园北路甲22号
邮编　100082
电话　发行：010-62227427　邮购：010-62236938
网址　www.cmstp.com
规格　710×1000mm $\frac{1}{16}$
印张　9 $\frac{1}{4}$
字数　163千字
版次　2025年4月第1版
印次　2025年4月第1次印刷
印刷　大厂回族自治县彩虹印刷有限公司
经销　全国各地新华书店
书号　ISBN 978-7-5214-4964-8
定价　**36.00元**

获取新书信息、投稿、为图书纠错，请扫码联系我们。

《常见病针灸临床丛书》
编委会

武　娟　　武九龙　　范玺胜　　林欣颖　　林媛媛

欧阳八四　易　璇　　罗　莹　　罗　楚　　罗家麒

季红健　　金传阳　　周　昊　　周　翔　　周钰点

周娟娟　　周雪松　　郑　涵　　郑允浩　　赵　越

赵协慧　　赵建玲　　赵峥睿　　赵舒梅　　赵瑞瑞

郝晓慧　　胡光勇　　冒金锋　　秦公顺　　夏　星

顾　纯　　顾　是　　徐　静　　高　洁　　郭林曳

郭潇聪　　唐　倩　　黄　伟　　黄　宇　　黄小芹

黄宋余　　黄湘茜　　龚　瑞　　康文武　　章　甜

彭延辉　　覃美相　　曾玉娇　　谢　静　　谢　韬

强　晟　　詹明明　　褚　红　　蔡慧倩　　裴梦莹

漆双进　　熊先亭　　潘珊娜　　薛　亮　　戴琳俊

魏春玲　　魏盼盼

本书编委会

主　编　马晓芃

副主编　杨延婷　杨　光　赵　越
　　　　卢云琼

编　委　郭潇聪　孔谐和　邹月兰
　　　　王雪君　刘　力

丛书前言

新时代、新视野、新起点

针灸是源自中国古代的一门系统学问：利用特定的工具，在人体体表特定部位进行施术，产生一定的效应，以达到防病治病的目的，并在长期的临床实践中，形成了独特的理论体系和学术框架。

《黄帝内经》时代，针灸理论构建逐渐完善，包括九针形制、操作和应用，脏腑经络和五体身形，溪谷骨空和气府明堂，疾病虚实和针灸补泻等。公元256~260年间，皇甫谧编撰《针灸甲乙经》，从基础到临床，系统整理了针灸学知识、理论和临床应用，构建了针灸学科体系。此后，针灸学术一直在自己固有的轨道上发展和进步。直到清末民初，伴随着西学东渐的逐渐深入，在东西方文化交互辉映和碰撞下，针灸学术的发展轨迹已经呈现出多流并进、百花齐放的特点。尤其是20世纪70年代以来，针灸在世界各地广泛传播，针灸学术更是进入了一个多元化发展的新时代。

当代针灸医学蓬勃发展，其学术视野也越来越宽广，无论是基础理论，还是临床应用，都是古代针灸学术所无法比拟的。当今的针灸学术，主要有以下几个特征。

1.广泛应用于世界各地。针灸在南北朝时期就已经传到周边的朝鲜、日本等国，近几个世纪间断性地在欧洲也有零星传播，但是直到20世纪70年代初，才开始有了世界范围内的广泛传播。针灸的跨文化传播，在异域也出现了从学理到应用的不同理解和差异化变革。

2.工具先进，微创、无痛、数据化。针灸工具，古代有"九针"之说，当代不仅有"新九针"、揿针、杵针、浮针等新型针具，还有利用声、电、光、磁等可量化物理参数的新型针灸器具，基于生物传感和人工智能的针灸器具也在孕育中。

3.技术进步，操作精细、精准化。针灸操作技术的应用和描述，相对于古代也有了长足的进步，《针灸技术操作规范》国家标准也陆续发布。尤其是在操作目标的部位和结构层次上更加精细、精准，在操作流程上也更加合理和规范。

4.迎接临床新问题和新挑战。与古代主要关注临床证候不同，当代针灸临床实践中还面临着诸多新问题、新挑战。大量基于临床医学病症分类和认知的疾病，在古代医籍文献中没有直接记载和描述，需要当代临床以"针灸学"视角重新再认识，如高血压、高脂血症、糖尿病等；还有一些临床新问题，如围手术期诸症、抑郁症和焦虑症、免疫性疾病、戒断综合征等，需要在实践中探索。

5.临床疗效规律越来越清晰。自2005年有了第一份基于循证模式的针灸临床研究报告以来，近年来开展的针灸治疗便秘、压力性尿失禁、围绝经期综合征等临床多中心大样本研究，取得了较可靠的研究结果，在国内外产生了较大的影响。基于针灸临床特点的方法学研究也受到重视，并出现了专门团队和组织。

6.机制和原理逐渐清晰。尽管还不能完全从现代生命科学和生物医学的角度揭示针灸作用机制，但是随着经穴特异性、穴位敏化、穴位配伍研究深入，针灸作用的神经－内分泌－免疫网络调节机制也逐渐清晰。

应该说，针灸医学的内涵，需要在一个新起点上重新理解、重新诠释。当代针灸临床适用性不断扩大，诊治病种范围越来越宽泛，操作技术也越来越精准，临床疗效观察和评估也越来越严格，部分现代原理和机制逐渐阐明。因此，基于当代临床实践的回顾、思考和展望，更加显得迫切和需要。《常见病针灸临床丛书》，即是响应这一时代的需求。

在当今的话语体系下，选择针灸临床的常见病、多发病，梳理、借鉴古今医家经验，总结近现代临床实践和疗效规律，阐述必要的作用机制和原理，在针灸学术史上作一个短暂的思索，给未来一个更加广阔的空间，即本丛书的初心。

张建斌

2023年6月

□ 前言

眼睛是人类感知世界的主要窗口，其重要性无可替代。干眼是目前临床上最常见的慢性眼表疾病之一。随着电子产品的普及应用，以及人们工作生活方式、环境等因素的变化，干眼的发病率越来越高，严重影响了患者的视觉质量和生活质量。尽管目前临床已有多种治疗方法，包括人工泪液、抗炎药物、手术治疗等，但其疗效有限且存在一定的不良反应。针灸学是中医学的重要组成部分，近年来，针灸疗法以其疗效好且不良反应少的特点，已被越来越多的干眼患者所接受，成为临床治疗干眼的一种重要方法。

本书聚焦于干眼这一临床高发性、难治性、慢性眼科疾病，在全面收集、整理和总结相关古代、现代文献的基础上，博古通今、横贯中西，详细介绍了中医学和西医学对干眼的认识，针灸治疗干眼的临床经验、疗效特点、规律及作用机制，并针对特殊人群干眼的防治、干眼的日常养护与管理专设章节进行阐述，以凸显干眼防治"以防为主，防治结合"的重要性。全书既全面介绍了干眼的中西医诊疗方法，总结了古代、现代医家对干眼的认识和诊治经验，又详述了作者团队多年治疗干眼的临证经验与研究成果，传承与创新并举，为临床应用针灸疗法治疗干眼提供了借鉴和参考。

本书编委会主要成员均多年从事针灸治疗干眼的临床与基础研究，拥有丰富的临床诊疗经验和研究基础，在针灸治疗干眼领域颇有造诣；同时还有硕博士研究生的积极参与，他们查阅和总结相关文献，追踪研究进展，并结合临床进行了深入思考，在本书的撰写过程中发挥了重要作用。尽管本书是为针灸医师、针灸研究人员、中医院校师生而撰写，但对于广大中医针灸爱好者以及干眼患者了解疾病的诊疗也有重要的参考价值。期待本书的出版，能够助力针灸疗法在干眼治疗中的进一步推广和广泛应用。

本书收集资料较为详实，是介绍针灸治疗干眼较为全面的一本参考书。在编写过程中，全体编委会成员虽认真严谨，但限于认识肯定会有诸多不足之处，恳请同道斧正。

编者

2024年8月

目录

第一章　干眼概述 ··· 1

　第一节　概念 ·· 1

　第二节　流行病学 ·· 2

　　一、国内干眼流行病学调查情况 ································· 2

　　二、国际干眼流行病学调查情况 ································· 4

　　三、干眼的危险因素 ·· 7

　　四、小结 ·· 14

第二章　中医学对干眼的认识 ······································ 15

　第一节　干眼的病名溯源 ·· 15

　第二节　病因病机 ·· 15

　　一、外感 ·· 16

　　二、内伤 ·· 17

　　三、脏腑 ·· 18

　　四、经脉 ·· 20

　第三节　辨证分型及治疗 ·· 22

　　一、邪热留恋证 ·· 22

　　二、肺阴不足证 ·· 22

　　三、脾胃湿热证 ·· 23

　　四、肝经郁热证 ·· 23

　　五、肝肾阴虚证 ·· 24

　　六、气阴两虚证 ·· 24

第三章　西医学对干眼的认识 …………………………………… 26

第一节　眼表的解剖学和生理学 ………………………………… 26

第二节　干眼的发病机制 ………………………………………… 27

一、免疫相关性炎症 …………………………………………… 28

二、神经调节异常 ……………………………………………… 30

三、性激素水平失调 …………………………………………… 32

四、眼表细胞凋亡 ……………………………………………… 34

五、干眼恶性循环 ……………………………………………… 34

第三节　干眼的诊治流程 ………………………………………… 35

一、干眼的检查 ………………………………………………… 36

二、干眼的诊断 ………………………………………………… 39

三、干眼的治疗 ………………………………………………… 41

第四章　针灸治疗干眼的临床经验 ……………………………… 43

第一节　针灸治疗干眼的古代经验 ……………………………… 43

一、秦汉两晋时期 ……………………………………………… 43

二、隋唐两宋时期 ……………………………………………… 44

三、金元时期 …………………………………………………… 45

四、明清时期 …………………………………………………… 46

第二节　针灸治疗干眼的现代经验 ……………………………… 48

一、单纯针刺 …………………………………………………… 49

二、电针疗法 …………………………………………………… 50

三、针药结合 …………………………………………………… 51

四、针灸结合 …………………………………………………… 53

五、综合治疗 …………………………………………………… 53

六、典型医案 …………………………………………………… 54

第五章　针灸治疗干眼的疗效特点与规律 ……………………… 57

第一节　针灸治疗眼病的常用穴位 ……………………………… 57

一、体穴 ……………………………………………… 57

二、头针穴位 ……………………………………… 72

三、耳穴 …………………………………………… 73

第二节 针灸治疗干眼的临床应用规律 ……………… 76

一、穴位分析 ……………………………………… 77

二、治疗方法分析 ………………………………… 83

三、效应指标分析 ………………………………… 83

四、安全性分析 …………………………………… 84

五、讨论 …………………………………………… 85

第三节 针灸治疗干眼的有效治疗方案 ……………… 88

一、针刺疗法 ……………………………………… 88

二、电针疗法 ……………………………………… 90

三、艾灸疗法 ……………………………………… 92

四、耳穴疗法 ……………………………………… 95

五、揿针疗法 ……………………………………… 95

六、鬃针疗法 ……………………………………… 96

七、刮痧疗法 ……………………………………… 97

八、联合疗法 ……………………………………… 98

九、小结 …………………………………………… 101

第六章 针灸治疗干眼的机制研究 …………………… 103

第一节 改善眼表损伤 ………………………………… 103

第二节 调节眼表细胞凋亡与自噬 …………………… 104

第三节 免疫调节机制 ………………………………… 105

第四节 神经调节机制 ………………………………… 108

第五节 性激素调节机制 ……………………………… 108

第七章 特殊人群干眼的防治 ………………………… 110

第一节 儿童干眼 ……………………………………… 110

一、儿童干眼的病因 ………………………………… 110
二、儿童干眼的防治 ………………………………… 111

第二节 孕产妇干眼 …………………………………… 113
一、孕产妇干眼的原因 ……………………………… 113
二、孕产妇干眼的防治 ……………………………… 114

第三节 围绝经期妇女干眼 …………………………… 114
一、围绝经期妇女干眼的原因 ……………………… 114
二、围绝经期妇女干眼的防治 ……………………… 115

第四节 老年人干眼 …………………………………… 116
一、老年人干眼的原因 ……………………………… 116
二、老年人干眼的防治 ……………………………… 117

第五节 其他易患人群干眼 …………………………… 118
一、置身不良环境者 ………………………………… 118
二、电子屏幕长期使用者 …………………………… 118
三、配戴隐形眼镜者 ………………………………… 119
四、其他疾病导致干眼者 …………………………… 119

第八章 干眼的日常养护与管理 ……………………… 121

第一节 干眼的日常养护 ……………………………… 121
一、保持良好的用眼习惯 …………………………… 121
二、保持良好的生活习惯 …………………………… 122
三、注意饮食健康 …………………………………… 122

第二节 干眼的日常管理 ……………………………… 123
一、科学用药 ………………………………………… 123
二、坚持治疗 ………………………………………… 124
三、重视心理干预 …………………………………… 124

参考文献 ………………………………………………… 126

第一章
干眼概述

第一节　概念

　　干眼是目前临床上最常见的慢性眼表疾病之一，也称干眼症、角结膜干燥症，多表现为眼部干涩感、异物感、烧灼感、痒感、疲劳、畏光、眼红、视物模糊、视力波动等，严重影响患者的工作和生活。干眼的概念一直是国际和我国干眼领域关注的重点之一，经历了一个逐步认识和不断完善的过程。1993年美国国立眼科研究所首次成立了专门的干眼研究小组，并于1995年将干眼定义为"由泪液缺乏或蒸发过强引起的一种泪膜不稳定的疾病，可导致眼表损伤，并伴有眼部不适症状"。2007年国际泪液与眼表协会（Tear Film and Ocular Surface Society，TFOS）在第一次国际干眼工作小组报告（International Dry Eye Workshop Ⅰ，DEWS Ⅰ）中明确了干眼的定义，即"泪液和眼表的多因素疾病，可引起眼部不适、视觉障碍和泪膜不稳定，造成眼表损伤，并伴有泪液渗透性增加和眼表炎症反应"，该定义强调了泪液高渗状态和眼表炎症是干眼发病中的关键因素。2017年第二次国际干眼工作小组报告（International Dry Eye Workshop Ⅱ，DEWS Ⅱ）更新了干眼的定义，即"以泪膜稳态失衡为主要特征并伴有眼部不适症状的多因素眼表疾病，泪膜不稳定、泪液渗透压升高、眼表炎症反应和损伤以及神经异常是其主要病理生理机制"，首次提出了泪膜稳态失衡的概念。泪膜稳态失衡包括泪液量、质和动力学的异常。该定义不仅强调了干眼的病理生理因素，包括泪膜不稳定、泪液渗透性升高、眼表炎症反应、眼表损伤，还强调了神经异常在干眼发病中的作用，指出神经异常不但可导致反射性泪液分泌减少，而且与干眼不适症状有关。

2013年中华医学会眼科学分会角膜病学组制定了我国首个干眼的临床诊疗专家共识，将干眼定义为"由于泪液的量或质或流体动力学异常引起的泪膜不稳定和（或）眼表损伤，从而导致眼不适症状及视功能障碍的一类疾病"。与DEWSⅡ制定的干眼定义相比，我国的定义强调了泪膜不稳定和眼表损伤，认为泪膜不稳定为干眼发病的核心机制，而泪液渗透性升高和眼表炎症反应是泪膜不稳定后发生的病理生理改变。近年来随着国内外干眼研究的不断推进，国际不同地区及组织对干眼的认识不断深入，2020年亚洲干眼协会中国分会等组织相关专家引入新概念，结合临床实际应用，对干眼的定义进行了更新。最新的干眼定义为"干眼为多因素引起的慢性眼表疾病，是由泪液的质、量及动力学异常导致的泪膜不稳定或眼表微环境失衡，可伴有眼表炎症反应、组织损伤及神经异常，造成眼部多种不适症状和（或）视功能障碍"。与DEWSⅡ制定的定义相比，最新的定义强调了干眼可能出现的症状和（或）导致视力损伤，并提到了"多因素"和"慢性"。"多因素"是指导致干眼的发病因素较多，即使同一患者也可能由多种因素联合引起发病，体现干眼病因的复杂性。"慢性"强调了干眼的病程较缓慢，以及治疗过程的长期性，明确了干眼属于慢性疾病。此外，首次提出了眼表微环境的概念，强调了眼表作为统一整体，依靠泪液、细胞、神经及免疫等综合因素维持着平衡，一旦某个或多个因素失衡，可能会造成眼表出现一系列连锁反应，导致眼表微环境破坏、功能失衡。

第二节　流行病学

一、国内干眼流行病学调查情况

1.总体发病率与患病率

我国人口基数较大，加之人们工作与生活方式的改变，导致干眼的发病率进一步增加。数据显示，干眼在我国的发病率为21%~30%，干眼患者数量已占我国眼科门诊患者的30%以上。我国幅员辽阔，南北方、沿海地区与内陆地区、高原地区与平原地区等不同人群间的患病率皆有所差别，分布于6.1%~59.1%之间。

2.不同人群患病率的差异

（1）不同地理位置

与中部、东部和南部相比，我国西部和北部的患病率更高，这可能是这些地区的气候条件和地理特征不同所致。我国的空气湿度一般由南向北，由沿海向内陆递减。一项针对干眼患病率及危险因素的荟萃分析显示，我国北方地区的患病率高于南方，分别为17.9%和16.1%；西部地区的患病率为31.3%，东部则为12.8%。我国西部地区多为高原又位于内陆，东部以平原为主且靠近沿海，地势高低和距海远近及由此可能造成的紫外线强度、风力、空气湿度的大小可能是造成患病率差异的原因。

（2）不同性别

针对我国民众性别与干眼发病关系的荟萃分析显示，我国女性的发病率高于男性。一项基于医院人群的调查结果显示，1 427例患者中有200例诊断为干眼，患病率为14.0%，其中女性118例（18.9%），男性82例（10.2%），男女患病率比较差异有统计学意义。但亦有调查显示不同的结果，一项调查研究显示男性干眼患病率为19.1%（45/235），女性为22.7%（135/594），性别差异无统计学意义，但在加入年龄因素分层后发现大于60岁组人群中，女性的干眼患病率显著高于男性。

（3）不同年龄

年龄是干眼的危险因素之一，多数干眼流行病学调查研究对年龄的限定为40岁以上。但随着生活节奏及工作方式的改变，年轻群体的干眼报道逐渐增多。一项针对辽宁省锦州市大学生的干眼调查显示，在1 284名大学生志愿者中，根据眼表疾病指数（Ocular Surface Disease Index，OSDI）量表诊断标准有274人患有干眼，占受试大学生的21.34%。此外，甘肃舟曲县藏汉族小学生干眼的流行病学调查结果显示，干眼患病率为11.89%，且随年龄增大干眼的患病率增加；河北省沧州城区6~14岁学龄儿童眼病现况调查显示，干眼患病率为27.24%。多数研究结果显示干眼患病率有随年龄升高而增长的趋势。以广东省惠州市一项调查结果为例，198例干眼患者中18~40岁28例，占14.14%；41~60岁48例，占24.24%；60岁以上122例，占61.62%。同样，在广西的一项流行病学调查中发现，不同年龄组之间干眼的患病率有显著差异，>60岁组的干眼患病率为29.0%（62/214），高于<60岁组的19.2%（118/615）。

二、国际干眼流行病学调查情况

1.发病率

除了诊断标准的选定、种族、性别、年龄等常见影响因素外，随访过程也影响干眼发病率的调查结果，导致干眼发病率调查难度增加，因此目前报告干眼发病率的研究数量较为有限。一项眼科研究随访调查了4 891人，其中13.3%的人在5年内出现了有症状的干眼，21.6%的人在10年内出现了有症状的干眼。Twins UK等研究中的参与者分别于2011年和2013年根据女性健康研究（Women's Health Study，WHS）和比弗丹眼科研究的纳入标准完成了干眼问卷。在这两年期间，由WHS问卷调查干眼的发病率为4.4%；据比弗丹眼科研究的干眼定义（与过敏无关的瘙痒和灼热的异物感），干眼的发病率为10.4%。一项人群纵向研究以索尔兹伯里眼科评估研究中的六项调查问卷为依据判别有症状性干眼的存在，在2004~2006年及2010~2013年之间进行了调查研究，结果显示在6年的随访中，1 682名参与者中有86名患上了症状性干眼，相当于以年龄为标准的6年发病率为5.1%。

基于人群的大规模研究是很难真正实现的，但是随着电子病历的推广使用，基于医疗记录的大规模研究得以开展。一项研究使用现有医疗数据库结合算法进行了回顾性分析，从970万人中确定了干眼患病人群。结果显示，在各个年龄段中，18~39岁人群的年发病率为0.2%~0.3%，50岁以上人群的年发病率为1.0%~1.6%。另外有一项针对医院的干眼观察性研究，其研究对象为2010年至2018年间新出现的1 458 830名患者。依据TFOS DEWSII指南的定义，使用电子病历系统前瞻性地收集新近出现干眼症状和体征的患者。结果显示总计有21 290位（1.46%）患者被诊断出患有近期发作的干眼，其中儿童和成人干眼的发病率每百万人口中分别为2 688和16 482。

2.患病率

相较于发病率的定义，患病率的概念相对直接，指的是一个人群中患某种疾病个体的比例。TFOS DEWS流行病学小组委员会的最初报告回顾了主要的国际流行病学研究，得出在50岁以上的人群中，干眼的患病率为5%~30%的结论。2017年TFOS对已发表的大样本干眼流行病学报告中提出的患病率进行荟萃分析后指出，干眼的患病率为5%~50%，在全球范围内至少有3.44亿人承受着该病带来的诸多不便和痛苦。

干眼本身具有较大的异质性，且对疾病定义与分类的标准化程度较差。患病率估计值的差异不仅仅归因于年龄、性别、种族、生活条件、药物使用情况、生活方式或环境因素等研究人群特点，不同研究间对干眼定义的不同亦在很大程度上影响了对患病率数值的测算。TFOS在第一次国际干眼流行病学小组委员会会议上的共识是，严重疾病的患病率可能处于患病率测算范围的低端，而轻度或发作性疾病的患病率接近上限。以临床检查阳性体征为基准的研究通常会观察到较高的患病率，其次是基于问卷调查的研究，以经临床医师确诊并接受诊疗为判断标准的研究观察到的患病率较低。

在针对有症状的干眼展开的研究中，由于纳入标准不同而产生的异质性更为明显。TFOS经过尽可能详尽的检索与严格按既定标准进行纳入、排除后，得出结论：对有或没有体征、有症状的干眼进行研究的患病率为5%~50%。诊断主要基于体征的研究通常报告疾病的患病率更高且变化更多，在某些人群中高达75%。

以下内容概述了按不同诊断标准展开调查的患病率研究，不同的研究在其纳入标准上确实存在差异，因此在进行研究之间的比较时，必须考虑这些差异。

（1）以症状定义的干眼

对有症状的干眼的研究通常运用以下3类定义：①症状出现的频率，即经常或持续地有干眼以下症状中的至少一种，例如异物感、干燥、刺激、瘙痒或烧灼感；②自觉症状与干眼所描述症状一致而自我报告的诊断；③使用十二项OSDI症状问卷总分的临界值判定。但即使在这些类别中，实际定义过程中还是衍生和运用了几种不同的标准和描述。在亚洲的研究中，基于症状报告的总体患病率多介于14.4%~24.4%之间。我国一项研究使用问卷评估干眼的症状，一直有一种或多种干眼症状被定义为干眼，数据统计显示症状性干眼占比为52.4%。在西班牙和美国使用相似定义进行调查显示患病率分别为18.4%与14.5%。在法国和伊朗开展的基于OSDI临界值诊断干眼的患病率分别为39.2%和18.3%。

（2）基于临床检查诊断的干眼

泪膜破裂时间（tear break up time，TBUT）、荧光素染色评分等干眼检查受操作人员个体操作规范性影响较大，可重复性较低，且部分检查缺乏临床公认的临界值判别，因此使用临床体征进行诊断测算出的干眼患病率存在很大差异。部分研究仅报告了单一的临床阳性体征，而另一些研究则综合了泪液稳定性、泪液分泌和眼表损伤征兆。如我国的一项研究，将阳性体征界定为单眼或双眼的TBUT≤10s，泪液分泌试验（Schirmer 试验）测试评分≤5mm/5min或荧光素染色试验得分≥1。结果显示在研究人群中TBUT≤10s的发生率为35.3%；Schirmer评分≤5mm/5min的发生率为24.7%，荧光素染色试验得分≥1的占比为5.8%。另一项研究显示在1 816名参与者中，TBUT≤10s的发生率为37.7%，Schirmer评分≤5mm/5min的占比为19.9%，荧光素染色试验得分≥1为6.0%。日本的一项研究对受试者的结膜、眼表和眼睑进行仔细的裂隙灯检查，还进行了TBUT、Schirmer、眼表荧光素染色和眼睑造影。结果显示39.8%的眼Schirmer评分<5mm/5min，TBUT平均为4.0±2.8s，79.6%的眼TBUT<5s，76.9%的眼角膜荧光素染色阳性。综合上述研究可以看出，对TBUT的临界值界定有5s亦有10s，而Schirmer评分≤5mm/5min的发生率从19.9%到39.8%不等，荧光素染色试验的得分≥1（无染色则判定角膜损伤等级为0；轻度，染色限于角膜的三分之一以下，判定等级为1；中度，染色范围小于角膜的二分之一，判定等级为2；严重，染色范围为角膜的一半或更多，判定等级为3）的发生率从5.8%到76.9%。更有研究发现，眼表表面稳态可能适应正常的年龄相关性泪膜和泪液分泌的减少，DEWS II 诊断小组委员会的报告认为尚不能确定如何根据年龄调整泪膜不稳定、泪液分泌和角膜染色的病理学阈值。大多数的诊断测试都是侵入性的，而眼表环境对任何的外部刺激都十分敏感，因此测试的结果很可能受测试顺序的影响。且每个干眼测试都有其侧重点，只能评估干眼的部分特性，从有限的维度去评价干眼的严重程度，可能存在一些无法被当前测试评估的干眼参数，有待于今后进一步的研究与发现。而在症状性疾病中可能还存在一定程度的心身成分，例如有关眼干等问题的认知反应以及由于正常衰老过程或随着疾病进展而降低的眼表敏感性。以上种种，都可能导致不同研究间或同一研究的不同指标间临床检测的体征数据有较大的差异。

（3）干眼症状与临床检查综合分析

与基于症状研究得出的患病率相比，基于阳性体征的测算得出的患病率往往更高，且其变化范围往往更大。我国一项研究用干眼问卷评估症状，同时测量了TBUT，评估了角膜的荧光素染色，借助裂隙灯完成了睑板腺功能检查，进行了Schirmer测试，得出结论：患病率约为21.0%，在干眼组和正常组之间，所有干眼测试均无显著差异，且TBUT的测量、角膜荧光素染色的评估、基于裂隙灯的睑板腺功能障碍检查以及Schirmer测试与干眼症状没有显著相关性。一项研究对干眼的定义是经常或一直有一种或多种的干眼症状，判定的临床阳性体征包括Schirmer测试，使用荧光素测量的TBUT、角膜荧光素染色以及睑板腺功能障碍相关检查，结果显示患病率为33.2%。在干眼患者中，有85.1%的TBUT为10s或更短，54.1%的患者存在睑板腺功能障碍，39.2%的荧光素染色试验得分为1分或更高，32.8%的Schirmer测试 ≤ 5mm/5min，且分析症状与体征相关性发现，尽管敏感度较低，但Schirmer评分较低与干眼患病率增加相关。

三、干眼的危险因素

目前仍然缺乏足够的信息来全面了解干眼的危险因素，部分原因是研究方法、人群和诊断标准的差异。对干眼危险因素的研究仍在不断进行中，大量已发表的研究观点仍在不断被更新的可靠数据取代。现就目前已证实与未证实的部分危险因素展开叙述。

1.患病人群人口特征

（1）人种

TFOS第二次国际干眼流行病学小组委员会认为尽管由于研究的异质性而难以进行直接的比较，但有症状的干眼患者通常女性比男性更普遍，亚洲人比高加索人更普遍。有证据表明亚洲种族是干眼的重要危险因素，其比值比为高加索人的1.5~2.2倍。对6项干眼患病率研究进行对比，其中有5项是在亚洲进行的，第6项是针对美国男性进行的研究，其年龄校正后的患病率最低，为4.3%。一项位于同一地点的成年移民人口队列研究调查了同一地点的亚洲人和高加索人在泪膜质量、眼表参数和干眼症状方面的种族差异。在年龄和性别匹配的横断面研究中招募了206名参与者（103名亚洲人和103名高加索人），评估了每个参与者的干眼症状，眼表参数和泪膜质量。总体而言，与高加索人参与者相比（51%），更多的亚洲参与者（74%）有干眼症状并符合TFOS DEWS Ⅱ干眼诊断标准。在亚洲组中观察到较差的OSDI评分、泪膜稳定性、脂质层质量、泪液渗透压、睑板腺缺失。亚洲组的参与者眨眼不完全的比例明显高于高加索人组（分别为81%和45%）。在亚洲参与者中观察到的较差的睑板腺功能和较高的不完全眨眼程度可能会导致亚洲人易患干眼。种族可能是异常泪液功能患病率估计中的一个混杂因素。在相同的诊断标准和相似的年龄范围下，亚洲人的泪膜不稳定性和眼表染色的患病率高于高加索人，这可能反映出亚洲人与其他人群之间的地理差异和对该疾病的易感性差异。

（2）年龄

TFOS DEWS Ⅱ流行病学小组委员会将干眼定义不同的研究再按年龄进行分层后发现症状性干眼与临床诊断的干眼均从50岁开始患病率逐渐增加，80岁以上则明显增加。基于体征的研究显示患病率随年龄变化的变异程度和变化模式相似。睑板腺功能障碍患病率的绝对值会随着年龄的增长而增加，每10年增加5.3%。每个诊断亚组的年龄回归分析结果显示干眼患病率与年龄呈线性关系，随年龄的增长而增加。多数干眼研究及调查的目标人群以40岁以上人群为主，但对40岁以下人群的研究仍是十分必要的。一项横断面关联研究纳入了荷兰基于人群的生命线队列研究里的79 866名年龄在20~94岁之间的自愿参与者，采用WHS的干眼定义，9.1%的参与者患有干眼。在20~30岁的人群中，干眼的患病尤为普遍。因此，未来针对年轻人开展的干眼研究可能是较具意义的，特别是在生活方式方面，对年轻群体因长期大量使用电子产品这一危险因素而导致的患病率改变进行研究，仍是十分有必要的。

（3）性别

TFOS第二次国际干眼流行病学小组委员会总结发现，在所有按性别分类的研究中，女性的患病率始终高于男性。多数研究报告说明，女性患病率比男性高得多，是男性的1.33~1.74倍。有研究依据年龄分层后观察，女性的10年发病率（25%）高于男性（17.3%）。针对比弗丹眼科研究中调查对象的后代开展的研究中通过症状频率和这些症状强度的自我报告来确定干眼，并使用logistic回归分析干眼和危险因素之间的关联。结果显示干眼患病率为14.5%：女性为17.9%；男性为10.5%。但亦有相反的观点和结论，新加坡的一项研究通过干眼问卷调查患病率，结果显示男性泪膜功能不全的患病率明显高于女性（男性为8.2%，女性为4.9%）。需要注意的是，对性别这一影响因素的研究，可能与不同的年龄分层以及不完全一致的干眼诊断标准相关。

2.疾病相关的危险因素

干眼与人体多个系统的合并症相关，包括肌肉骨骼、胃肠道、眼科相关疾病、自身免疫性疾病、躯体和精神障碍、皮肤病和特应性疾病等。

（1）睑板腺功能障碍

2011年发表的TFOS睑板腺功能障碍（meibomian gland dysfunction，MGD）流行病学报告中提到MGD眼病的主要原因，与蒸发过强型干眼（脂质异常型）密切相关。正常情况下睑板腺为泪膜提供脂质形成泪膜脂质层，泪膜和睑板腺之间存在着相互依存关系，但MGD和干眼之间的因果关系尚存在争议。MGD可能通过涉及炎症的事件过程导致干眼，同样干眼中眼睑边缘的表面炎症可能会影响睑板腺的形态和功能，从而产生MGD。在一项基于人群的研究中，分别有11%和35%的患者报告了干眼和MGD。该研究除了检查眼睑边缘和睑板腺以外，还使用一系列主观和客观测试来鉴定眼病，发现几乎一半的干眼患者患有MGD。即使依据年龄和性别调整了分组，MGD的存在也与干眼的症状和体征密切相关。与干眼有关的许多危险因素也在MGD中起作用。泪膜、眼表和睑板腺的相互作用影响了这两种疾病的发生和进展。同时该报告提出，对MGD的定义和分类尚缺乏共识，用于诊断和评估这种常见眼病的客观和主观方法尚不明确，限制了该疾病的流行病学调查。

（2）干燥综合征

干燥综合征又名Sjögren综合征，是一种以自身外分泌腺功能障碍为特征的慢性自身免疫性疾病。有报告称干燥综合征与水液缺乏型干眼相关，也有研究表明干燥综合征人群中蒸发过强型干眼的发病率远高于非干燥综合征人群。考虑到采用不同诊断标准、疾病定义对患病率造成的差异，干燥综合征的患病率约为0.6%。干燥综合征国际合作临床联盟开展的一项研究中，共有1 208名参与者，其中85%报告了干眼症状。在患有严重水液缺乏型干眼的人群中，有10%可能患有干燥综合征。在美国的一项临床研究中，有26%的水液缺乏型或蒸发过强型干眼患者患有包括干燥综合征在内的风湿病。一项前瞻性临床研究发现，原发性干燥综合征患者的干眼严重程度与全身活动指数之间存在关联。我国一项对干眼患病率以及相关危险因素在医院人群中分布的研究结果显示，干燥综合征相关的干眼患者为1.9%，均为女性。除结膜和角膜的传入神经外，泪腺及其传入神经是产生水成分的功能单元，泪液反射取决于角膜中完整的神经末梢。与健康受试者相比，原发性干燥综合征患者中感觉神经纤维的密度及其功能似乎都降低。角膜神经功能受损可减轻干眼引起的眼部症状，但同时会减弱泪液反射，从而进一步减少泪液的产生。共聚焦扫描显微镜和结膜印迹细胞学研究表明，原发性干燥综合征常对结膜产生影响，且有鳞状上皮化生、杯状细胞丢失、黏液聚集。

（3）糖尿病

在大多数基于人群的研究中，干眼与糖尿病之间的关联较显著。一项针对干眼与糖尿病微血管并发症之间相关性的研究表明，干眼与糖尿病性视网膜病变之间存在显著相关性；干眼在2型糖尿病患者中很常见，尤其是在糖尿病性视网膜病患者中，且在晚期患者中更普遍。在一项针对199位2型糖尿病患者的研究中，干眼的患病率为54.3%，并且干眼与糖尿病的持续时间和视网膜病变程度存在呈正相关。我国一项病例对照研究的结果表明，与没有糖尿病的儿童相比，患有糖尿病的儿童干眼更为普遍。另一项研究比较了104位1型糖尿病儿童与104位年龄和性别相匹配的对照者的干眼症状，其中15.4%的糖尿病儿童具有干眼症状，对照组描述有干眼症状的只有1.9%；7.7%的糖尿病儿童有干眼体征，对照组为1.0%。需要注意的是，在糖尿病患者中，角膜敏感性降低可能会导致使用自我报告症状作为结果指标的人群研究中干眼患病率的低估。

（4）遗传风险因素

遗传易感性在干眼的病因学中很重要，但目前对相关基因的作用知之甚少。60%~70%的干眼变化归因于环境因素，像大多数常见疾病一样，干眼是复杂的、多因素的，这意味着此病不可能具有由单个基因组控制的简单孟德尔遗传模式。英国的一项女性双胞胎研究显示干眼具有中等遗传性，有症状的干眼的遗传力约为30%。干眼已经有几项候选基因研究，提示干眼可能与某些基因有关，但结果都没有显示十分显著的相关性，且候选基因研究具有较大的假阳性风险。干眼具有定义不明确且多因素影响、多种表型的特点，因此使用无假设的人类全基因组关联研究（genome-wide association study，GWAS）需要统筹各方面因素的影响，严格设计控制变量，具有较大的挑战性。

（5）情感障碍与躯体形式障碍

躯体形式障碍表现为长期持续地担忧各种躯体症状，且阴性的客观检查结果无法打消其疑虑。患者常否认心理因素的存在，也拒绝探讨心理病因的可能。有研究表明，干眼与几种情感障碍之间存在关联。韩国一项基于人群的横断面研究调查社区居住的老年人口中抑郁与干眼之间的关联，结果显示抑郁与干眼的风险有关。英国一项队列研究中关于干眼患病危险因素的研究显示，抑郁与慢性广泛性疼痛综合征都是干眼显著相关的危险因素。尽管干眼与情感障碍、躯体形式障碍等疾病可以同时存在，但尚不清楚这些疾病与干眼的因果关系，即是在干眼之前发生还是由干眼引起。且无论关联的性质如何，都有许多因素可能混淆这些研究的结果或对危险因素的解释。例如，需要区别与阐明抗焦虑与抗抑郁药的作用，因为相关研究发现这些药物也可能与干眼有关。同样，干眼患者较低的自我健康感知度可能会影响心理健康问卷评估的结果。此外，慢性疼痛综合征、骨盆疼痛和肠易激综合征等疼痛综合征与干眼相关，偏头痛也与干眼相关，表明这些疾病可能与干眼具有共同的病因性神经病理机制。尽管躯体化和疼痛敏感性增加可能会影响报告干眼症状的频率，但尚不清楚其影响的程度。

3.日常生活中的危险因素

（1）生活、工作环境

空气污染、较强的风力、较低的空气湿度、较高的海拔都是影响干眼的环境因素。一项临床对照研究结果显示，高海拔与眼的生理病理变化有关，不利的环境条件导致泪液蒸发的增加。在高海拔地区，特别是在该地原住民中，干眼更为普遍。我国一项关于干眼患病年龄、性别和地理特征变化的系统评价和荟萃分析结果显示，较高的纬度是引起干眼的重要危险因素。一项关于患病率和患病因素调查的荟萃分析显示不同区域的患病率存在显著差异，生活在我国北方和西部且年龄超过60岁的女性个体的患病率明显更高。美国一项研究利用Google趋势作为一种新型流行病学研究工具，结合国家气候数据生成图形数据，以比较干眼的地理、时间和环境关系，并得出结论：与温度、湿度、阳光、污染等因素相比，城市人口和季节是干眼更强的危险因素。韩国的一项研究显示，干眼的患病率受城市化程度和环境因素（如湿度和日照时间）的影响。美国的一项研究将美国国家退伍军人管理局数据库提供的健康数据与美国国家气候数据中心和国家航空航天局提供的环境数据相链接，研究环境对干眼的影响。采用邮政编码来定点并精确到经纬度坐标，从气候数据中心和航天航空局提取每个点包括温度、风速、相对湿度、能见度、大气压、气溶胶浓度（作为空气污染的替代指标）在内的气象数据，进行汇总分析得出：北部和东部地区的干眼水平高于南部和西部地区；通过气溶胶浓度度量的空气污染和大气压力已成为最有影响力的风险因素。

一项针对电池厂无尘室工人的干眼调查显示低湿度的职业暴露可能导致干眼，这些工人在1%以下的极低湿度环境下工作，3年间逐渐升高的患病率趋势表明干眼患病率增加与更长的工作时间有关。一项针对中国驻马里维和官兵干眼发病情况的调查显示，站岗执勤或野外施工时间长与干眼发病率增高有关，提示应为在干眼危险因素较高环境中工作的人员，分配合理的工作时间，配备必需的防护设施，并加强预防干眼的宣传与教育，以降低干眼的发生率。

（2）生活习惯

①视频显示终端（visual display terminal，VDT）的使用

大量的横断面研究表明，以年轻人为主的VDT使用者中普遍存在干眼症状。使用修订后的与先前的干眼标准比较，VDT用户中的干眼患病率，已从11.6%增加到58.6%。长时间使用VDT（每日≥2h）人群的干眼患病率明显更高。在VDT使用过程中，眨眼频率降低和眨眼不全会导致泪液蒸发过快、泪膜不稳定及轻度上皮损伤，出现干眼症状。手机、计算机、平板电脑等各种VDT设备，已成为人们日常生活的一部分。儿童使用移动媒体设备及电子屏幕的比例越来越高，已逐渐呈低龄化趋势，应引起足够的重视。

②隐形眼镜（contact lens，CL）的配戴

与不配戴CL的人相比，经常配戴CL的人描述干眼症状的比例增加，有相当数量的CL配戴者每天配戴时间逐渐减少并最终停止使用。虽然配戴CL引发的不适不被认为是一种疾病，但不能否认它是一种与健康相关的状态。在以人群为基础的研究中，干眼在CL配戴者中的患病率高出近4倍，配戴CL与干眼的患病率存在较高的相关性。国际泪液与眼表协会CL不适工作小组委员会的报告中指出，干眼和CL不适之间存在潜在的相互作用。尽管临床表现可能有重叠，但重要的是要认识到CL配戴者可能同时发生或发展了干眼。

③运动、饮食

日本的一项大型前瞻性队列研究显示，缺乏运动、久坐不动与中老年人对干眼的易感性增加有关，总体育活动时间与干眼患病率的降低显著相关。维生素A缺乏症与干眼有关，且可能导致角膜软化症等疾病。囊性纤维化、短肠综合征等可能导致维生素A缺乏症的病症通常与干眼的症状和体征相关。在这些情况下，需要全身补充维生素A和有选择性地食用富含维生素A的食物以恢复正常生理水平。过去10年中积累的证据表明，补充必需脂肪酸（essential fatty acid，EFA）对干眼症状的改善具有很大的潜力，所以人们越来越关注在预防和治疗干眼方面使用营养补充或饮食改良的EFA。有研究发现，通过膳食补充Omega-3，EFA与体内的Omega-6协同作用，具有抗炎，增强脂质层弹性，阻止泪液蒸发并减少泪腺腺泡和上皮细胞凋亡的作用，也有助于改善泪液分泌。值得注意的是，EFA在干眼治疗中的作用仍未完全被了解，并且在治疗的剂量、组成和时间方面也尚未达成共识。

4.医源性因素

（1）角膜屈光手术

准分子激光角膜原位磨镶术（laser-assisted in situ keratomileusis，LASIK）和微小切口角膜基质内微透镜切除术（small incision lenticule extraction，SMILE）是常见的视力矫正手术。LASIK术后干眼是眼科术后干眼常见的类型，干眼的体征和症状可在术后早期和晚期发生。LASIK术后干眼的临床体征包括眼表活体染色阳性，TBUT和Schirmer测试值减少，角膜敏感性降低以及功能性视敏度降低。症状和体征通常在LASIK术后持续约1个月，也有少数患者术后一年以上继续出现症状。手术引起角膜神经支配的丧失，进而导致水和脂类泪液分泌减少，黏蛋白表达降低。但除了神经营养作用外，其他因素也可能与LASIK后干眼的机制有关。且有研究发现，与白种人患者（5%）相比，亚洲患者LASIK术后干眼的发生率更高（28%）。一项前瞻性观察性研究通过对比观察术后1个月和6个月患者的OSDI、TBUT、Schirmer试验，并使用共聚焦显微镜检查、基底下神经成像评估角膜神经支配的功能和形态，结果发现，与LASIK手术相比，SMILE手术对眼表和角膜神经的影响较小，从而进一步降低了干眼的发生率以及屈光手术后生活质量的降低。亦有研究呈现了不同的结果，SMILE术后6个月产生的干眼比LASIK少，但在12个月时表现出程度类似的干眼。

（2）造血干细胞移植

异基因造血干细胞移植（hematopoietic stem cell transplantation，HSCT）是广泛用于血液病的潜在治疗方法，尽管这能从较大程度上改善临床结局，但由此引发的移植物抗宿主病（graft-versus-host disease，GVHD）仍然是危及生命的疾病，涉及包括眼表在内的各种器官和组织。伴随着手术次数的增加和成活率的提高，大量与此相关的眼病患者也增加了。一项回顾性的临床研究总结了HSCT患者主要眼部并发症的发生率、原因和结局，结果发现接受HSCT的620例患者中有80例（13%）发生了严重的眼部并发症，干眼是最常见的眼部并发症之一。

（3）局部药物的滥用

钟越雄等通过问卷调查的形式比较干眼发病率之间的差异，按照调查对象的年龄情况、眼部手术情况、眼部用药情况以及接触视频情况进行分组，结果显示长期使用滴眼液的人群干眼患病率高于未长期使用眼药水的人群。叶霞等以某驱逐舰支队远航人员为调查对象，通过问卷调查筛选出干眼阳性症状者，并行裂隙灯、裸眼视力、泪液分泌试验、TBUT、角膜荧光素染色、睑板腺功能等检查，发现局部药物滥用及全身多种因素均会影响干眼的发生，需加强健康教育和药物干预。郭佳维等调查发现过度自行使用眼药水是大学生患干眼的危险因素之一。

四、小结

现代人工作与生活方式的改变加之环境因素的影响，干眼的患病人数日益增加。现有的流行病学调查结果显示，干眼在亚洲人种及女性中患病率高，且患病率多呈随年龄升高而增长的趋势，但年轻群体的患病人数也在不断增加。除了空气污染、风力、空气湿度、海拔等环境因素外，睑板腺功能障碍、糖尿病、干燥综合征、情感障碍及躯体形式障碍、遗传因素等都会影响干眼的发病。不仅角膜屈光手术、造血干细胞移植、局部药物的滥用等医源性因素会影响干眼的发病，视频显示终端的使用、饮食和运动习惯、隐形眼镜的配戴等日常生活习惯也是不容忽视的干眼发病影响因素。不断开展干眼的流行病学研究，对干眼发病率和患病率等数据进行调查、统计及整合，从更多的角度了解干眼的发病规律，探寻可能的病因和影响因素，有助于加深对干眼的理解，进一步为干眼的诊疗提供思路。

第一节　干眼的病名溯源

中医学对干眼的认识历史悠久。古籍中虽没有"干眼"病名，但诸多文献记载了其症状体征，如《审视瑶函·白痛》曰："不肿不赤，爽快不得，沙涩昏朦，名曰白涩……其病不肿不赤，只是涩痛……"首次提出"白涩症"之名；《证治准绳·眼科》对该病描述较多，《神水将枯》篇曰："视珠外神水干涩而不莹润，最不好识，虽形于言不能妙其状。"《目昏花》篇曰："目自觉干涩不爽利，而视物昏花也……目上必有证如细细赤脉，及不润泽等病在焉。合眼养光良久，则得泪略润，开则明爽，可见水少之故。"《目经大成·神气枯瘁五十五》曰："此症轮廓无伤，但视而昏花，开闭则干涩异常。掀睑细看，外面养晴神水有若蜗牛之涎，延游于黑白之间，徒光无润。"从上述古籍文献记载的症状和体征来看，与干眼为同一类病症，皆以"干""涩"为主要病症特点，故中医学一般将干眼纳入"白涩症""干涩昏花""神水将枯"等病症范畴。

第二节　病因病机

中医认识和治疗疾病皆从"整体观念"出发，辨证论治。干眼病因众多，与脏腑、气血、津液、经脉功能失调有关，如《诸病源候论》《证治准绳》等古籍皆从多个角度论述了对干眼的认识。汇总古代医家的思想，将干眼的病因病机总结如下。

一、外感

1.风邪

《素问·生气通天论》曰："故风者，百病之始也……"《素问·风论》曰："故风者，百病之长也，至其变化乃为他病也，无常方，然致有风气也。"《素问·太阴阳明论》曰："故伤于风者，上先受之……"风性清扬，善行数变；风为阳邪，其性开泄，易袭阳位，常伤及人体的头面部肌表和阳经。眼目位于面部，极易受到风邪侵袭而发病。《诸病源候论·目涩候》曰："风邪内乘其腑脏，外传于液道，亦令泣下而数欠，泣竭则目涩。"金福鑫等认为眼目为至上之窍，易被风邪所袭。由此可见，风邪是导致干眼目涩最主要的原因之一。

2.火邪、热邪

《儒门事亲·目疾头风出血最急说八》曰："及有目疾，则又不知病之理，岂知目不因火则不病……"《尚书·洪范》曰："火曰炎上。"火邪为热，具有向上的趋势，从其致病趋势而言，最易侵犯人体上部。故《审视瑶函·眼不医必瞎辩论》曰："且目为窍至高，火性上炎，最易从窍而出。"火热同性，火为热之极，热为火之渐，二者常以"火热"并称。火热之邪既有外来，也有内生。《素问·阴阳应象大论》曰："壮火食气，气食少火……"壮火能销蚀、损伤人体正气，气随津耗，脏腑津液亏少。金福鑫等认为眼目富含真精、真血、神水、神膏等阴液，极易灼耗。因此，火热之邪是导致津亏液少，目珠失润而干的原因之一。

3.燥邪

《素问·阴阳应象大论》曰："燥胜则干"。燥邪为阳邪，其性干燥、收敛，易伤津耗液。《素问玄机原病式·六气为病》曰："诸涩枯涸，干劲皴揭，皆属于燥。"指出燥邪是导致津液匮乏的病机。燥易伤肺，中医眼科五轮八廓学说认为白睛属肺。因此，燥邪外侵，易伤肺阴，阴液耗损，可致白睛干燥，眼内干涩。陈立浩系统全面地概述了燥邪与干眼之间的关系，阐明了燥邪是干眼的致病因素。

4.湿邪

《温热论》曰："且吾吴湿邪害人最广。"湿为阴邪，重浊黏腻，易阻遏气机，损伤阳气。《证治准绳·七窍门上·目痛》曰："乃气分隐伏之火，脾肺络湿热，秋天多此患。"湿邪可引起水液代谢异常，阻碍津液输布，导致气机升降失调，津液不能上润于目。潘颖通过观察祛湿化浊、理气运脾法治疗湿浊中阻、气机不畅性糖尿病性干眼的临床效果，发现从湿邪角度论治糖尿病性干眼，临床疗效佳。

二、内伤

1.七情内伤

《灵枢·百病始生》曰："喜怒不节则伤脏。"情志过激会直接伤及内脏而导致内伤疾病的发生。怒伤肝，肝气逆乱，肝血不藏，肝阴受损，出现眼部干涩不适症状。长期情志不畅，肝气郁结，疏泄不及，津液不能上达，目失濡养发为干眼。忧思过度，耗伤气血，气血亏虚不能濡养和滋润，亦会发为干眼。《素问·宣明五气》曰："精气并于心则喜，并于肺则悲……"《素问·举痛论》曰："悲则心系急，肺布叶举，而上焦不通，荣卫不散，热气在中，故气消矣。"若悲哀不解，则耗伤肺气。《诸病源候论·目涩候》曰："若悲哀内动腑脏，则液道开而泣下，其液竭者，则目涩。"肺主一身之气，气能推动血行，气血并行，则目能得其温煦濡养。情志过激往往耗损脏腑之气，冯振娥等在探讨七情与眼病的关系时指出，因悲耗气，气虚则目失温养；又可导致目中津液耗散过多，使目外润泽之水与目内充养之液不足，故目干涩刺痛，视物不明。

2.劳倦

《备急千金要方·七窍病上》曰："房室无节，极目远视，数看日月，夜视星火，夜读细书，月下看书，抄写多年，雕镂细作，博弈不休……上十六件并是丧明之本。"强调用眼过度对眼睛的损害。《证治准绳·七窍门上·干涩昏花证》曰："乃劳瞻竭视，过虑过思，耽酒恣燥之人，不忌房事，致伤神水。"劳力过度耗伤脾肺之气；劳神过度耗伤心血，损害脾气；房劳过度耗伤肾精、肾气。劳倦内伤可导致阴血亏损、气血耗伤，导致脏腑经络功能异常，精、气、血、津、液失常，从而引发眼疾。方雨婷等通过探讨过度用眼与干眼的相关性发现，过度用眼可导致泪液分泌减少；流行病学研究也显示过度用眼频率与干眼产生有显著联系，过度用眼是年轻人发生干眼的重要危险因素之一。

3.饮食失宜

《素问·阴阳应象大论》曰："水谷之寒热，感则害于六腑。"《兰室秘藏·眼耳鼻门》曰："因心事烦冗，饮食失节，劳役过度，致脾胃虚弱，心火大盛，则百脉沸腾，血脉逆行，邪害空窍，天明则日月不明矣。"《证治准绳》中提到"耽酒恣燥之人……致伤神水。"精、气、血、津液与眼目的正常功能密切相关，这是维持眼目生理活动的物质基础。脾胃化生元气，是人体后天之本，故脾胃异常更是导致眼病的病机关键。若饮食失宜，损伤脾胃，运化失调，则影响脾阳升清及气血津液的输布转送，容易诱发眼目疾病。张月等通过控制不同证型患者的饮食，加以其他物理、药物等中西医结合护理干预，观察其对干眼患者临床效果及相关指标的影响，发现调控饮食可有效改善干眼患者的生活质量。

三、脏腑

《灵枢·五癃津液别》曰："故五脏六腑之津液，尽上渗于目"说明眼与五脏六腑关系密切。《灵枢·大惑论》曰："五脏六腑之精气，皆上注于目而为之精。精之窠为眼，骨之精为瞳子，筋之精为黑眼，血之精为络，其窠气之精为白眼，肌肉之精为约束，裹撷筋骨血气之精而与脉并为系，上属于脑，后出于项中。"此为五轮学说的基础。中医眼科的五轮学说将脏腑与眼的生理解剖结构联系在一起：风轮位于黑睛，即角膜，内应于肝；水轮位于瞳神，狭义即指瞳孔，内应于肾；肉轮位于胞睑，包括眼睑皮肤、皮下组织、肌肉、睑板和睑结膜，内应于脾胃；气轮位于白睛，包括球结膜和前部巩膜，内应于肺；血轮位于内、外两眦，包括内、外两眦的皮肤、结膜、血管及内眦的泪阜、半月皱襞和上下泪点、泪器，内应于心。下面从脏腑角度论述干眼的病因病机。

1. 肝

肝与目关系密切。《素问·宣明五气》曰："五脏化液……肝为泪。"《诸病源候论·目病诸候》曰："夫五脏六腑皆有津液，通于目者为泪。""目，肝之外候也，腑脏之精华，宗脉之所聚，上液之道。"肝藏血，主疏泄，肝血充足，疏泄有度，则目得泪液润泽；反之，肝血亏虚则泪液化生不足，肝失疏泄则精微不能上输于目，导致目失润泽，由生干燥。王飞等从历代文献和现代医学角度论述了肝与目的直接联系，并从临床应用出发提出"眼科疾患，从肝论治"的观点。

2. 肾

肾既藏先天之精，亦藏后天之精。肾精的盛衰直接影响眼的视觉功能。《素问·上古天真论》曰："肾者主水，受五脏六腑之精而藏之……"《灵枢·大惑论》曰："目者，五脏六腑之精液，营卫魂魄之所常营业，神气之所生也。"肾对体内水液代谢与分布具有重要作用。《素问·逆调论》曰："肾者水脏，主津液……"水生木，肾水不足则肝木失养；肝肾同源，阴液互相滋养；精血相生，肝血有赖于肾精的滋养，肾精亦赖于肝血的充养，故肾精不足则肝血失养，导致泪液生成不足，目失濡润而干涩。王晶莹等以藏象学说为基础，通过研究肾与目关系的理论渊源，从肾论治眼病并对其临床应用进行系统阐述，深入探讨肾与目的相关性，为眼科临床"从肾论治眼病"提供理论指导和依据。

3.脾胃

《脾胃论·脾胃虚实传变论》曰："九窍者，五脏主之。五脏皆得胃气，乃能通利。"《兰室秘藏·眼耳鼻门》曰："夫五脏六腑之精气，皆禀受于脾，上贯于目。"《素问·玉机真脏论》曰："脾脉者土也，孤脏以灌四傍者也。"脾主运化，不仅运化水谷精微至全身，还对水液具有吸收、转输和布散的作用；胃为水谷之海，食物中的精微物质经脾的运化以供养全身。脾胃密切配合，共同完成气血的化生。脾胃居于中焦，是清阳之气生发、升降之所，脾胃功能正常与否直接关系到眼的功能状态。兰轶通过整理古今现代中医眼科相关医籍，梳理并分析历代医家对眼病从脾胃论治的病因病机认识及辨证特点，总结出眼病的脾胃证治常以"健脾益气、升举清阳"为主，调畅脾胃气机升降在眼病论治中具有重要意义。诚如《兰室秘藏·眼耳鼻门》所言"凡医者，不理脾胃及养血安神，治标不治本，是不明正理也。"

4.肺

《类经·十二官》曰："肺主气，气调则营卫脏腑无所不治，故曰治节出焉。"肺为气之本，朝百脉，主治节，为水之上源，可通调水道。体内水谷之气与自然界清气共同需要肺的输布而温煦充养全身，气和则目明。肺主宣降，使全身血脉通利，眼络通畅。若肺气宣降受阻，则津液输布代谢失常，影响水液转运至目；肺阴亏虚则津液不得上荣目珠，则目干涩不适。张晓等针对肺阴虚津亏为主要致病因素的干眼患者使用养阴清肺汤内服加汤药原液超声雾化法治疗，疗效显著。

5.心

《审视瑶函·开导之后宜补论》曰："夫目之有血，为养目之源，充和则有发生长养之功，而目不病，少有亏滞，目病生矣。"血液充盈，则目得滋养不病。《素问·痿论》曰："心主身之血脉……"全身血脉皆连于心，故血从心上达于目，目受血而能视。《审视瑶函·目为至宝论》曰："血养水，水养膏，膏护瞳神。"眼中神水包括房水和泪液，神膏相当于玻璃体。神水源于目之血液，血液充盈，神水足以养目，使目润泽。《灵枢·大惑论》曰："目者，心使也；心者，神之舍也。"心主神明，为五脏六腑之大主，目赖脏腑精气濡养，受心神支配，因此人体脏腑精气盛衰皆可望目所得。张明明等认为，依据气血津液理论，精血同源，心气不足，则血行推动不利；或心之病变致使水谷精微难以奉心化赤，导致精血津液不足，均可诱发干眼。

四、经脉

《灵枢·邪气脏腑病形》曰："十二经脉，三百六十五络，其血气皆上于面而走空窍，其精阳气上走于目而为睛……"《素问·五脏生成》曰："诸脉者皆属于目……"杨上善于《黄帝内经太素·邪论·十二邪》中注解道："手足六阳及手少阴、足厥阴等诸脉凑目，故曰宗脉所聚。"由此可见，经脉与目关系密切。经脉内属脏腑，外络肢节，遍布全身各处。

1. 与目内眦交接的经脉

（1）足太阳膀胱经

《灵枢·经脉》："膀胱足太阳之脉，起于目内眦，上额交巅……"

（2）手太阳小肠经

《灵枢·经脉》："小肠手太阳之脉……其支者，别颊上𪾥抵鼻，至目内眦，斜络于颧。"

（3）足阳明胃经

《灵枢·经脉》："胃足阳明之脉，起于鼻，交頞中，旁纳太阳之脉……"

此处虽未提及目内眦，实则为足阳明胃经经过目内眦（睛明穴）与足太阳膀胱经交会。

2. 与目外眦交接的经脉

（1）足少阳胆经

《灵枢·经脉》："胆足少阳之脉，起于目锐眦，上抵头角，下耳后……"

（2）手少阳三焦经

《灵枢·经脉》："三焦手少阳之脉……其支者，从耳后入耳中，出走耳前，过客主人前，交颊，至目锐眦。"

（3）手太阳小肠经

《灵枢·经脉》："小肠手太阳之脉……其支者，从缺盆循颈上颊，至目锐眦，却入耳中……"

3.与目系相关的经脉

目系，又称眼系，指眼后与脑连接的部分。

（1）足厥阴肝经

《灵枢·经脉》："肝足厥阴之脉……循喉咙之后，上入颃颡，连目系，上出额，与督脉会于巅；其支者，从目系下颊里，环唇内……"

（2）手少阴心经

《灵枢·经脉》："心手少阴之脉……其支者，从心系上挟咽，系目系……"

（3）足太阳膀胱经

《灵枢·寒热病》："足太阳有通项入于脑者，正属目本，名曰眼系……"

《针灸大成·名医治法（聚英）》曰："目之内眦，太阳膀胱之所过，血多气少。目之锐眦，少阳胆经，血少气多。目之上网，太阳小肠经也，亦血多气少。目之下网，阳明胃经也，血气俱多。然阳明经起于目两旁，交頞中，与太阳、少阳交会于目，惟足厥阴肝经，连于目系而已。"手足三阳经以目为交汇点，六阴经中手少阴经与足厥阴经均连目系，其余各经通过经别或经筋都与目相连。经脉循行，输布气血，使眼部气血丰盈，脏腑津液运行畅通，上注于目，目珠得到濡养，目睛光泽。马雪娇等通过探讨针刺治疗干眼的选穴规律发现，临床选穴注重经络循行，选穴以阳经居多；凸显辨证论治，多以眼周局部取穴为主。

综上所述，干眼的发病与外感、内伤有关：如各种原因导致肝、肾、脾胃、肺、心等脏腑功能异常，影响气血津液的生成、输布，导致津液化生不足或津伤液耗或输布异常，不能正常发挥其生理功能，则目失濡养发为本病。同时，经脉循行畅通，五脏六腑精气充盛，则目能视万物，察秋毫，辨形状，别颜色；若经脉闭塞，脏腑功能失调，精气不足，亦不能输送气血津液至目，致目失充养而影响视功能。

随着生存环境和工作环境的改变，干眼的病因病机也随之发生变化，结合古籍所述，将新环境下可能诱发干眼的病因病机补充如下。

①风沙尘埃、暴露于强光之下、烟火熏蒸，易化燥伤津，加之素有肺阴不足，内外合邪，均可导致肺阴亏少不能上润于目，目乏津液濡润而干涩不爽，不耐久视发为本病。

②暴风客热或天行赤眼迁延不愈，余邪未清，隐伏于肺脾之络，阻碍津液输布，目失濡养，而致本病。

③滥用眼药水，药毒久储，发为本病。

第三节 辨证分型及治疗

参考《中医眼科常见病诊疗指南》《中医眼科学》，干眼临床常见证型包括邪热留恋证、肺阴不足证、脾胃湿热证、肝经郁热证、肝肾阴虚证、气阴两虚证等。干眼的辨证分型并不是相互完全独立的，证型之间常常交叉，甚至同时存在，临床处方用药时需根据患者具体情况个体化治疗。

一、邪热留恋证

证候：常见暴风客热或天行赤眼的后期或治疗不彻底，或因风、热、燥、湿等病邪伤目日久，致白睛及睑内有少许赤丝细脉而迟迟不退，眼干涩不爽，畏光流泪，可有少许眼眵，或有视物不清；舌质红，苔薄黄少津，脉数。

辨证分析：因热邪伤阴，余邪未尽，隐伏于肺脾两经，更致其壅滞不畅而津少失润，故以暴风客热或天行赤眼后期出现上述眼症为特点；邪热阻络，血气不通，津液失布，故目干涩不爽；舌脉为邪热留恋之候。

治法：清热利肺。

处方：桑白皮汤加减。

用药：桑白皮、地骨皮、黄芩、旋覆花、茯苓、泽泻、麦冬、玄参、菊花、桔梗、甘草。方中桑白皮、地骨皮、黄芩、旋覆花清降肺中伏热；茯苓、泽泻利湿明目；麦冬、玄参滋肺阴，清伏火；菊花清利头目；桔梗载药上浮，引药入经；甘草调和诸药。诸药合用，共奏清肺养阴、利湿清热之功。方中可加金银花、赤芍，以增加清热解毒、凉血散瘀之力。

二、肺阴不足证

证候：目珠干涩不爽，无光泽，不耐久视，眼痒畏风，白睛如常或稍有赤脉，黑睛可有细点星翳，分泌物多，病势反复难愈；可伴口干鼻燥，咽干，痰少而黏，便秘，皮肤干燥等；舌红，苔薄少津，脉细数。

辨证分析：肺阴不足多为阴津亏耗所致。目失润养，故见目珠干涩，不耐久视，黑睛星翳；虚火壅滞，故见白睛隐红；其他全身症状及舌脉均为肺阴不足之候。

治法：滋阴润肺。

处方：养阴清肺汤加减。

用药：生地黄、麦冬、玄参、白芍、川贝母、牡丹皮、薄荷、甘草。方中重用生地黄为君，滋肾润燥，清热凉血。麦冬养阴润肺，益胃生津；玄参清虚火而解毒，启肾水上润于肺；白芍敛阴和营，此三药补、清、敛共用而为臣药。川贝母润肺化痰，清热散结；牡丹皮清热凉血，消瘀散结；薄荷清热散邪利咽，共助君臣养阴清肺之效，为佐药。生甘草润肺解毒，调和诸药。可于方中加太子参、五味子，以益气养阴；黑睛有细点星翳者，可加蝉蜕、菊花、密蒙花以明目退翳。

三、脾胃湿热证

证候：眼内干涩隐痛，常有白色泡沫样眼眵，白睛淡赤，睑内可见粟粒样小泡，胞睑有重坠感，病程持久难愈；可伴口黏或口臭，便秘不爽，溲赤而短；苔黄腻，脉濡数。

辨证分析：脾胃水湿内停，蕴而化热，致湿热内蕴，影响津液正常输布，运化水湿失职，清阳不升，气化不利，津液不能上承于目，故白睛干涩隐痛。湿热郁于胞睑，则胞睑重坠；湿热上蒸可引起白睛淡赤及目眦生眵。

治法：清利湿热，宣畅气机。

处方：三仁汤加减。

用药：杏仁、豆蔻、薏苡仁、半夏、厚朴、滑石、通草、淡竹叶、黄芩、桑白皮、地骨皮、牡丹皮。方中杏仁宣利上焦肺气，气化则湿化；豆蔻行气化湿，宣畅中焦；薏苡仁渗湿健脾，疏导下焦，三药合用，三焦并调，共为君药。半夏、厚朴行气化湿，散结除满，为臣药。滑石、通草、淡竹叶甘寒淡渗，利湿清热，为佐药。全方宣上畅中渗下，以分消三焦湿热。与黄芩、桑白皮、地骨皮、牡丹皮配伍可增强清热泻肺、凉血退赤之功。

四、肝经郁热证

证候：目珠干涩，灼热刺痛，或白睛微红，或黑睛星翳，或不耐久视；口苦咽干，烦躁易怒，或失眠多梦，大便干或小便黄；舌红，苔薄黄或黄厚，脉弦滑数。

辨证分析：肝郁日久化火，灼伤津液，故目珠干涩，灼热刺痛；气郁化火，上扰心神，故烦躁易怒；其他全身症状及舌脉均为肝经郁热之候。

治法：清热疏肝，明目解郁。

处方：丹栀逍遥散加减。

用药：柴胡、白芍、当归、牡丹皮、栀子、薄荷、茯苓、白术、甘草、生姜。柴胡具有疏肝解郁、解热镇痛之功，可令肝气调达，故为君药。白芍柔肝敛阴、平抑肝阳，具有养血护肝之功；当归具有养血和血、养肝止痛之功，二者合而为臣，与柴胡相配伍，养肝体、护肝气，调和气血以濡养目珠。因肝气郁滞可生火热，易耗伤津液，方中牡丹皮、栀子可清肝泻火、凉血除烦；薄荷能疏肝理气解郁，缓解眼疲劳；茯苓、白术健脾益气生津；共为佐药。甘草柔肝缓急，调和诸药为使药。方中可加百合、生地黄、麦冬，以增强养阴生津之力；黑睛星翳者，加菊花、密蒙花、珍珠母以明目退翳。

五、肝肾阴虚证

证候：眼干涩畏光，目燥乏泽，双目频眨，视物模糊，白睛隐隐淡红，久视后则诸症加重；可伴口干少津，神疲乏力，便干，尿少，头晕耳鸣，夜寐多梦，腰膝酸软；舌淡红，苔薄，脉细。

辨证分析：肝肾阴虚，精血不足，目失所养，故眼干涩畏光乏泽，视物模糊，伴有腰膝酸软，头晕耳鸣的症状。阴虚火旺，虚火上炎，津亏泪少，目失润泽而生燥。舌淡红，苔薄，脉细皆肝肾阴血不足之象。

治法：补益肝肾，滋阴养血。

处方：杞菊地黄丸加减。

用药：枸杞子、菊花、熟地黄、山茱萸、牡丹皮、山药、茯苓、泽泻。杞菊地黄丸是在六味地黄丸的基础上再加枸杞子、菊花而成，增强了滋肾补肝明目的作用。方中熟地黄入肾经，滋阴补肾，填精益髓，为君药。山茱萸酸温，入肝经，补肝肾，涩精气；山药甘平，入脾经，健脾补虚，固肾涩精，补后天以助先天，同为臣药。泽泻利湿泄浊，可减熟地黄之滋腻；牡丹皮清泻虚热，可制山茱萸之温；茯苓淡渗脾湿，既助泽泻以泄肾浊又助山药之健运以充养后天之本，俱为佐药。诸药合用，以补为主；肾、肝、脾并补，以补肾阴为主。

六、气阴两虚证

证候：眼干涩、畏光、视物模糊、易疲劳、目珠干燥；头晕眼花，神疲乏力，汗出气短，口干少饮，便干，尿少，腰酸耳鸣；舌红，苔少，脉细数无力。

辨证分析：慢性病日久失治、误治，或热病日久，耗伤气阴，导致脏腑精气衰少，多见于干眼中后期。气阴亏虚，不能滋养荣润眼睛，则见双眼干涩、目珠干燥、畏光、视物模糊、易疲劳。其他全身症状及舌脉均为气阴两虚之候。

治法：益气养阴生津。

处方：生脉饮合沙参麦冬汤加减。

用药：人参、麦冬、五味子、沙参、玉竹、天花粉、白扁豆、桑叶、甘草。人参大补元气、补脾益肺、生津止渴，麦冬养阴润肺、益胃生津、清心除烦，五味子敛肺滋肾、生津敛汗，三者共用，一补一润一敛，能益气、养阴、生津。沙参与麦冬相配能清养肺胃、滋阴润燥，玉竹、天花粉合用能生津止渴，白扁豆、甘草益气培中、甘缓和胃，配以桑叶，轻宣燥热，有清养肺胃、生津润燥、明目之功。若气虚症状明显可加用黄芪，增加补气之力。气阴两虚证病程长，病情常见虚实夹杂，往往在益气养阴治疗外，依据兼证配合其他治法灵活运用。

第三章
西医学对干眼的认识

第一节　眼表的解剖学和生理学

干眼是最常见的眼表疾病之一，由眼表一个或多个结构的功能异常或病变所致。从解剖学而言，狭义的眼表指起始于上下眼睑缘灰线之间眼球表面的全部黏膜上皮，包括角膜上皮和结膜上皮；广义的眼表则包括结膜、角膜、眼睑、泪器与泪道，构成了维持眼表健康的眼表防御体系。泪液在眼表经历不断分泌、吸收、蒸发和流失的过程，处于一种动态平衡。随着眼睑的闭合，泪液连续不断地冲洗并均匀覆盖在结膜和角膜表面，在空气和暴露的表面之间形成一层完整的泪膜，为眼表提供湿润的环境和保护。

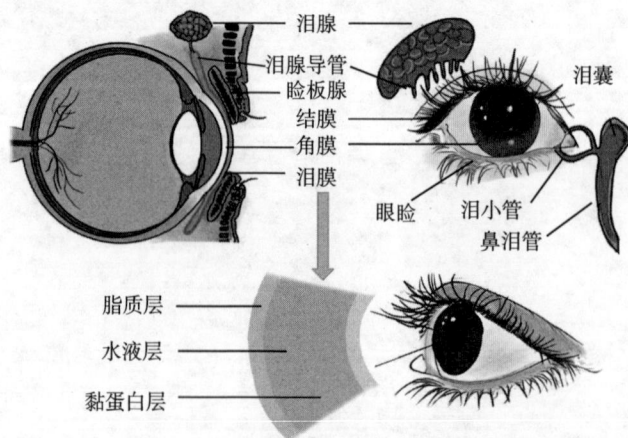

图3-1　眼表解剖结构

泪膜由外向内依次分为脂质层、水液层和黏蛋白层。脂质层来源于睑板腺分泌的睑脂。睑脂随着每一次眨眼扩散至泪膜最外层，有助于减少泪液蒸发。水液层是泪膜的主体，由泪腺合成和分泌。泪腺分为主泪腺和副泪腺，包括腺泡、导管和肌上皮细胞，其中腺泡细胞可合成，分泌，储存含有水液、离子、黏蛋白与其他蛋白的初级泪液。初级泪液经导管细胞的重吸收和分泌，形成富含 K^+ 的终末泪液。肌上皮细胞主要协助腺泡和导管中的泪液排出。主泪腺泪液具有滋润眼表、为角膜输送营养和氧气、清除和稀释有害刺激、抗菌等重要作用。黏蛋白层中的黏蛋白主要由结膜细胞合成和分泌。结膜是一种具有固有层的疏松结缔组织，属于黏膜，表面覆盖一层结膜上皮细胞；杯状细胞以单个细胞的形式散布其中。两种细胞都能分泌黏蛋白，主要的分泌型黏蛋白（mucin，MUC）由杯状细胞合成分泌，可将水液转化为黏液水凝胶，既能起润滑作用，又能结合微生物抑制其与上皮细胞的附着，还能结合多种抗菌蛋白和多肽，发挥抗菌作用。在人的主泪腺、角膜、结膜和睑板腺有着丰富的交感和副交感神经，这些神经所释放的乙酰胆碱（acetylcholine，Ach）、血管活性肠肽（vasoactive intestinal peptide，VIP）、去甲肾上腺素（norepinephrine，NE）、P物质（substance P，SP）、降钙素基因相关肽（calcitonin gene-related peptide，CGRP）等神经递质和神经肽可与特定的受体结合，调控眼表功能。对于睑板腺而言，腺体中较为丰富的性激素受体也决定了其功能受各类性激素调控。

在眼表，泪腺、角膜、结膜、睑板腺及之间的神经连接也被称为泪腺功能单位（lacimal function unit，LFU）。其正常的结构和功能可维持泪膜的稳定性。稳定的泪膜不仅能保护和润滑眼表，还保证了视觉质量。任何泪腺功能单位损伤可引起的泪液质、量或动力学异常，最终导致泪膜稳态失衡而形成干眼。此外，眼表还常驻多种免疫细胞，如T细胞、浆细胞、B细胞、朗格汉斯细胞（Langerhans cell，LC）、巨噬细胞、单核细胞、肥大细胞等，承担了重要的免疫防御作用。

第二节　干眼的发病机制

泪液高渗状态引起的泪膜不稳定是干眼发病的核心驱动因素。2017年，国际泪膜和眼表协会干眼工作组第二次会议（TFOS DEWS Ⅱ）根据导致泪液高渗状态的不同原因将干眼分为蒸发型（evaporative dry eye，EDE）和水液缺乏型

（aqueous-deficient dry eye，ADDE）两种基础亚型。EDE的高渗泪液是在泪腺功能正常的情况下，泪液过度蒸发所致，而在泪液蒸发率正常的情况下，ADDE表现为泪腺分泌减少。在临床上两种干眼亚型可同时存在，患者既有泪液分泌减少又可见较快的泪膜破裂。而2020年中国干眼专家共识以临床实际应用为主，更侧重临床症状和体征，根据泪液主要成分或功能异常分为水液缺乏型、脂质异常型、黏蛋白异常型、泪液动力学异常型和混合型5类。虽然二者侧重点不同，但对干眼发病机制的认识基本相同，强调干眼主要的病理机制为泪膜不稳定、泪液渗透压升高、眼表炎症与损伤及神经感觉异常。干眼的发病机制尚未明确，目前认为主要与免疫炎症、神经调节异常、性激素水平失调和细胞凋亡等有关。本节将基于眼表结构与生理学，详细阐述干眼的发病机制。

一、免疫相关性炎症

角膜上皮、结膜上皮、泪液等共同构成了眼表固有免疫系统，在眼表和外环境之间建起一道屏障，可抵御外源性刺激。多种常驻型免疫细胞，如IgA型浆细胞、T淋巴细胞、巨噬细胞、朗格汉斯细胞、自然杀伤（natural killer，NK）细胞、中性粒细胞，在眼表共同发挥免疫防御功能。眼表暴露于外环境中，时刻遭受着各类微生物、过敏原、污染物、干燥环境的侵害。这些外界刺激破坏了眼表微环境稳态，促使眼表免疫失衡。免疫炎症既是眼表损伤的原因又是结果，是干眼发病机制的重要环节。

1.固有免疫反应

固有免疫又称为先天性免疫，是人体防御系统的第一道防线。眼表高渗状态可破坏固有免疫的防御机制，进一步激活丝裂原活化蛋白激酶通路（mitogen-activated protein kinases，MAPKs）、Toll样受体（toll-like receptors，TLRs）信号通路等炎症信号通路，活化免疫细胞，引起免疫炎症反应。

中性粒细胞、巨噬细胞和NK细胞是眼表重要的固有免疫细胞，参与干眼固有免疫反应。中性粒细胞可释放内源性细胞外DNA（extracellular DNA，eDNA）形成中性粒细胞胞外诱捕网（neutrophil extracellular trap，NET），与慢性炎症的发生密切相关。干眼患者尤其是重度干眼患者的泪液中存在过量eDNA和NET，高渗透压诱导的NET形成是干眼眼表炎症发生的免疫机制之一。此外，干眼眼表存在巨噬细胞浸润和NK细胞募集。在干燥应力诱导下，巨噬细胞向促炎症反应的M1型表型分化。NK细胞则激活树突细胞参与急性免疫反应，并分泌干扰素-γ（interferon-gamma，IFN-γ）等炎症因子，激活抗原呈递细胞（antigen-presenting cell，APC），促进固有免疫反应向适应性免疫反应发展，加重眼表炎症。研究发现，干眼患者上皮细胞TLRs和NOD样受体（NOD-like receptor，NLR）表达增加。NLR可激活下游的MAPKs和核因子-κB（nuclear factor-kappa B，NF-κB）信号通路，促进白介素-1β（interleukin-1β，IL-1β）、IFN-γ、白介素-6（interlenkin-6，IL-6）、肿瘤坏死因子-α（tumor necrosis factor-α，TNF-α）等炎症因子的大量分泌及细胞凋亡。NOD样受体蛋白3（NOD-like receptor family pyrin domain containing protein 3，NLRP3）炎症小体是NLR通过寡聚体化形成的一个多亚基复合体。干眼模型小鼠在氧化应激及活性氧（reactive oxygen species，ROS）刺激下，NLRP3炎症小体被激活，其下游炎症因子IL-1β和白介素-18（interlenkin-18，IL-18）表达明显升高，提示ROS/NLRP3/IL-1β信号通路可能参与干眼致病的固有免疫机制。

2.适应性免疫反应

眼表固有免疫的激活可加快抗原呈递，T淋巴细胞活化，启动适应性免疫反应，促进炎症因子进一步释放，造成杯状细胞丢失，上皮细胞凋亡，结膜鳞状上皮化生等病变，使泪膜的稳定性进一步下降，从而形成一个恶性循环。这是促进干眼慢性炎症和眼表损害的重要机制。

LC是眼表专职APC，干眼患者中央角膜LC密度明显增大，与干眼严重程度正相关，提示抗原呈递参与干眼发病。TNF-α、IL-1、IL-6等促炎因子可加快LC的成熟和募集，成熟的LC可上调Ⅱ类主要组织相容性复合体（major histocompatibility complex-Ⅱ，MHC-Ⅱ）、共刺激分子及黏附分子，合成抗原-MHC复合物。在淋巴结内，LC将抗原-MHC复合物呈递给初始$CD4^+$T细胞，同时分泌转化生长因子-β（transforming growth factor-β，TGF-β）、IL-1β、IL-6、白介素-23（interleukin-23，IL-23）等炎症因子诱导初始T细胞分化为Th1细胞和Th17细胞，启动干眼适应性免疫。相比Th1细胞，Th17细胞及其相关细胞因子在干眼慢性炎症维持和反复发作的过程中起主导作用。TGF-β与IL-6、IL-1β、IL-23等炎症因子的协同作用可激活Janus激酶（janus kinase，JAK）信号通路，促进信号传导及转录激活蛋白3（signal transducer and activator of transcription 3，STAT3）磷酸化，使初始T细胞转化为致病性Th17细胞。在CC趋化因子受体6（CC chemokine receptor 6，CCR6）/CC趋化因子配体20（CC chemokine ligand 20，CCL20）轴的作用下，Th17细胞向眼表迁移，分泌效应因子白介素-17（interleukin-17，IL-17），从而加重眼表损害。IL-17与干眼严重程度、眼表疾病指数评分呈正相关性，是诱导眼表慢性炎症，造成角膜上皮功能紊乱的重要原因。通过中和IL-17，抑制CCL20和STAT3活化可减少干眼模型小鼠角膜Th17细胞浸润，降低炎症因子的释放，有效缓解干眼病理表现。

免疫相关性炎症在干眼致病中的作用已达成普遍共识。有研究者认为干眼也是一种黏膜免疫性疾病，强调了免疫炎症是干眼发生发展的关键环节。

二、神经调节异常

泪液的分泌受角结膜-三叉神经-脑干-面神经-泪腺反射环路调控。角膜和结膜具有丰富的神经末梢，主要来源于三叉神经眼支、交感神经和副交感神经。作为泪液分泌反射的感受器，角、结膜神经受到干燥应力、瞬目、异物等刺激后，经传入神经将信号依次传入三叉神经感觉核和大脑皮层产生感觉；同时，经脑桥下部上泌涎核中的副交感神经节前纤维传入面神经核，兴奋面神经分支所属副交感神经，从而刺激泪腺分泌。泪腺接受刺激后，由其副交感节前纤维功能支支配的睑板腺接受兴奋，进一步分泌脂质；结膜杯状细胞也受副交感神经调控，从而分泌黏蛋白。角膜、结膜神经末梢含有丰富的神经递质和神经肽，如ACh、VIP、NE、SP、CGRP等。ACh和NE是刺激泪腺蛋白、黏蛋白、水和电解质分泌最有效的神经递质，后者还能参与维持上皮细胞正常生理功能，有保护眼表的作用。由此可见，神经调节不仅能调控泪腺、睑板腺和结膜的分泌功能，还能维系眼表健康。该反射环路任一环节的异常均可导致泪液功能障碍。

干眼症状的发生表明眼表疼痛感受器受到刺激，感觉神经被激活。可能导致感觉神经激活的情况包括泪膜破裂、泪液高渗状态、瞬目时眼球与眼睑之间的切应力、眼表炎症因子释放、感受器高敏等。机械性刺激感受器、冷刺激感受器或多觉型感受器受到刺激时可兴奋角膜神经，产生干眼刺激性感觉和疼痛。这些伤害性干眼症状是机体对于眼表组织损伤和眼表刺激所作出的生理反应，与泪液功能障碍密切相关。在常规干眼治疗下，当损伤修复或刺激因子减少时，症状往往好转。然而临床上还有一些干眼患者症状表现为自发疼痛、痛觉障碍、痛觉过敏和异位性疼痛（对风和光的疼痛反应）。与伤害性症状不同的是，干眼神经性症状由神经系统生理功能异常导致，可由神经损伤引起并逐渐发展为慢性神经病理性疼痛，或由情绪障碍、压力、焦虑、抑郁状态等心理因素引发或加重，与组织损伤没有必然联系，常规干眼治疗对其改善效果不佳。

角膜是全身神经纤维分布最密集的组织，角膜神经的正常功能与其释放的神经递质在泪液分泌反射环路和眼表健康维护方面有重要作用。游离的角膜神经末梢位于浅表上皮细胞之间，非常靠近眼表，容易受到泪液蒸发和污染毒性等环境暴露带来的反复损伤。研究发现，干眼患者往往出现角膜知觉异常，共聚焦显微镜扫描结果显示角膜神经呈现异常形态改变。在其泪液中，VIP、神经肽Y、CGRP显著降低，与泪液分泌量（SIT）、TBUT下降存在正相关性。在近视激光手术患者中术后伴发干眼的比例较高，这与术中损伤角膜神经纤维，影响泪液分泌反射弧以及神经营养因子分泌降低有关。角膜神经调节异常与泪液高渗压、免疫炎症相关。在多源刺激下，角膜神经兴奋状态可释放神经肽引起神经源性炎症，也可诱发其他炎症反应。而眼表局部炎症介质如前列腺素和缓激肽也可活化角膜神经，引起自发神经活动。炎症介质的聚集亦可降低角膜神经活动阈值，引起外周敏化，导致炎症反应持续存在并不断加重，引发干眼。此外，在炎性细胞因子的作用下，神经营养因子合成减少，可引起角膜知觉减退。一些机械刺激如角膜激光近视手术等对角膜神经的损伤可导致角膜知觉减退，引起泪腺反射性分泌减少。角膜上皮细胞脱落，结膜上皮细胞凋亡，结膜鳞状上皮化生等损害可使眼表神经暴露，在炎症刺激或各类外源性刺激下引起神经损伤或功能障碍，影响神经支配的杯状细胞、睑板腺分泌功能，导致泪膜稳定性下降。

其他研究发现，眼表炎症不仅仅局限于眼表，还可向三叉神经节延伸。在小鼠角膜碱烧伤模型中，免疫细胞不仅浸润角膜，也存在于三叉神经节中，同时促炎因子IL-1β和TNF-α在角膜和三叉神经节中表达升高。在苯扎氯铵滴眼液滴眼形成的干眼模型小鼠角膜、三叉神经节及脑干三叉神经核中，促炎因子IL-6、TNF-α mRNA水平升高；三叉神经脊束核中活化神经元的标记分子，如原癌基因FOS和转录激活因子3（activating transcription factor 3，ATF3）mRNA水平升高；免疫荧光染色试验结果显示，在实验组小鼠的三叉神经节及三叉神经脊束核中活化神经元标志物FOS蛋白和炎症细胞标志物离子钙接头蛋白抗原（ionized calcium binding adaptor molecule-1，Iba-1）阳性的细胞较对照组明显增多，说明眼表慢性炎症可持续激活和参与角膜-三叉神经-脑干神经通路，影响角膜疼痛传导。因此，在研究干眼神经病理机制时，尤其要重视角膜神经调节异常对干眼发生发展的作用以及神经调节异常与泪液高渗透压、免疫炎症之间的相互联系。

三、性激素水平失调

女性这一性别因素是公认的导致干眼的危险因素之一。多个北美大型流行病学研究显示，女性干眼患病率为15.6%~17.9%，显著高于男性的10.5%~13.3%；法国、西班牙等欧洲国家的流行病学调查显示，女性干眼症状和体征的出现频率显著高于男性；亚洲地区虽然不是所有研究的结论都认为女性干眼患病率显著高于男性，但大部分结果还是女性患病率偏高。在干眼严重程度、重度干眼发生率、对视觉质量的影响以及合并症等方面，女性相较于男性也都有着更高的比例。男性和女性在眼表及其解剖学结构（如泪腺、睑板腺、角膜、结膜、鼻泪管和泪膜）、眼表免疫、疼痛、内分泌系统等方面都存在显著的性别差异，这些都能导致干眼发病率的性别差异。内分泌系统在调节眼表和附件以及性别差异方面起着重要作用。内分泌系统通过激素调控各器官功能，包括性激素、下丘脑垂体激素、糖皮质激素、胰岛素、胰岛素样生长因子1（insulin-like growth factor-1，IGF-1）和甲状腺激素。这些激素对干眼的发生发展和治疗有重要意义。其中，性激素水平失调是干眼重要的发病机制。性激素包括雄激素、雌激素、催乳素、孕激素等，通过性激素受体介导发挥调控作用。

雄激素在调控眼表及其附件中的作用极其重要，它是介导许多性别相关差异的主要原因。不论男性、女性，作用于眼表组织的雄激素主要来源于肾上腺性类固醇前体外周组织胞内分泌。有研究者检测了1 622名干眼女性血清中390种不同的代谢物，发现雄激素异常代谢物（如异雄酮，一种雄激素活性降低时产生的代谢物）是干眼重要的生物标志物。雄激素可与腺泡导管上皮细胞中饱和的、高亲和力的类固醇特异性受体结合，从而调节泪腺细胞结构、基因表达、蛋白质合成、免疫活性以及液体和蛋白质的分泌，影响腺体的结构和功能。诸多研究表明，在不同物种中雄激素对于泪腺结构的调控是不同的。雄激素可提高雌性小鼠的腺泡上皮细胞面积和泪腺重量/体重比，但在去势雄性或去卵巢雌性小鼠或家兔中鲜有这样的变化。尽管雄激素能够调节泪腺中某些蛋白的分泌量，但这种调节在不同物种间有较大差异性，具有时间、品系和物种依赖效应。另一项研究表明，雄激素具有免疫抑制作用，可降低泪腺caspase 1、MHC-Ⅱ等炎症基因表达。雄激素水平降低可刺激泪腺腺泡细胞表达自身抗原，发生局部免疫炎症反应。动物实验证实，雄激素也能激活泪腺分泌免疫系统，有助于保护眼表免受微生物感染和有毒物质侵害。通过诱导人泪腺上皮细胞合成分泌小体，提高泪腺组织中免疫球蛋白A（immunoglobulinA，IgA）的浓度，并促进分泌型IgA向泪液转移、积累，维持角膜和结膜完整性，保存视力。睑板腺是雄激素另一重要的靶器官，既能影响睑板腺本身的组织结构，又能调节其基因表达影响睑板腺功能，包括脂质的生物合成、稳态、运输和结合，如胆固醇、脂肪酸、磷脂和类固醇的动力学。雄激素可刺激睑板腺的脂质生成和分泌，抑制角化相关基因的表达，其水平降低是导致MGD的高危因素。围绝经期、衰老、抗雄激素药物治疗、自身免疫性疾病等原因导致的雄激素分泌减少可影响睑板腺功能，改变泪膜脂质谱，导致泪膜稳定性下降，引发干眼。睾酮是雄激素中最主要的一种，有研究报道，血清低睾酮浓度与女性干眼的发病关系更为密切，与眼部主观症状的严重程度相关，与绝经前、后女性的睑板腺分泌量和孔口直径呈正相关。动物实验表明，在雄性和雌性小鼠的睑板腺中，睾酮可显著下调SPPR2A基因以及其他角化相关基因，可能通过增加脂质生成和抑制角化，促进睑板腺脂质的合成和分泌，延长TBUT，缓解干眼。局部应用睾酮治疗MGD可以改善睑板腺分泌的质量并减轻眼部不适。此外，雄激素缺乏与角结膜上皮病变也有关。临床上，应用抗雄激素治疗的患者TBUT明显减少，角膜荧光素和结膜玫瑰红染色程度明显增加。

　　雌激素受体同样存在于人睑板腺、泪腺、角膜、球结膜组织中，通过经典的激素受体介导，信号通路调控，免疫调节参与眼表组织的生理病理活动。雌激素和孕激素可影响泪腺的结构与功能，但这些影响在不同研究中存在矛盾的结果。一些动物实验表明，雌激素和孕激素可能对泪腺具有抗炎作用，卵巢切除或抗雄激素治疗导致的雌激素缺乏对泪腺有负面影响。另一些研究则认为，雌激素和/或孕激素可促进泪腺炎症的发生。雌激素对于角膜的影响也存在这样矛盾的作用。原代人角膜上皮细胞经雌激素处理后IL-6和IL-8表达水平降低，但在永生化细胞（SV40）中，IL-1β、IL-6、IL-8、粒细胞巨噬细胞集落刺激因子（granulocyte-macrophage colony-stimulating factor，GM-CSF）、基质金属蛋白酶（matrix metallo proteinase，MMP）-2/7/9多种促炎细胞因子的表达水平却上调。角膜敏感性可随着雌激素水平的波动而变化，且同样存在矛盾情况。在排卵期雌性激素高峰期和月经期雌性激素水平最低时，角膜敏感性均表现为降低。随着月经周期雌激素水平的变化，结膜上皮细胞数量也呈现周期性变化。对于睑板腺而言，雌激素表现为对抗雄激素的作用，通过下调脂质生物合成，腺泡细胞成熟、迁移和分泌的相关基因，上调脂质和脂肪酸代谢相关基因，抑制睑板腺合成和脂质分泌。雌激素、孕激素治疗对于干眼女性患者作用的不一致性可能与激素剂量、绝经前后雌激素周期性变化或卵巢功能有关。因此，雌激素在干眼发病机制中的作用尚不能定论，仍需进一步研究。

综上所述，雄激素缺乏可影响睑板腺脂质合成和分泌，是蒸发过快型干眼明确的发病机制之一。女性雌激素水平受月经周期影响较大，在干眼发生发展和治疗中的作用往往与月经周期、剂量、围绝经期卵巢功能衰退有关。

四、眼表细胞凋亡

细胞凋亡，也称程序性细胞死亡，是维持机体生理活动的有益细胞活动。眼表细胞的异常凋亡是干眼重要的病理表现之一，也是其重要的发病机制。正常泪腺组织和结膜上皮细胞很少发生细胞凋亡。研究者在干眼患者及模型中却发现泪腺、角膜上皮细胞的异常凋亡，表现为凋亡诱导因子Fas、FasL、Bax和促炎因子IL-1β、TNF-α上调，凋亡抑制因子Bcl-2下调。促凋亡因子与促炎因子的表达激活了细胞凋亡通路，从而导致眼表损伤；淋巴细胞凋亡受到抑制，可持续释放炎症因子和自身抗体，持续发生免疫炎症反应。在二者共同作用下，眼表炎症及损伤步步加重，导致干眼的发生发展。

五、干眼恶性循环

干眼是一种多因素导致的眼表疾病，这意味着它的发生发展是多种因素共同作用的结果。目前国际公认的是，导致干眼的这些因素互为因果，构成了干眼发病机制的恶性循环。免疫炎症、神经调节、性激素水平和细胞凋亡这几大干眼主要的发病机制相互关联。干眼神经调节异常和性激素水平异常都可引发眼表免疫炎症，从而引起眼表细胞凋亡等病理损伤。眼表细胞凋亡又能加重免疫炎症，从而形成一个恶性循环。其中免疫炎症是干眼发病的关键环节，既是病理损伤的原因又是结果。TBUT过短和泪液大量蒸发是泪液高渗的基础，高渗泪液又能通过激活眼表炎症细胞促进炎症级联反应，导致神经调节异常和细胞凋亡。泪液高渗被认为是引起干眼眼表炎症、损伤、症状和代偿事件开始的始发机制。无论何种类型的干眼，最终都将进入泪液高渗和一系列炎症反应所形成的恶性循环中，长期处于干眼状态。

第三节　干眼的诊治流程

干眼患者因缺乏对疾病的正确认识容易忽视自身症状，常常等到症状加重，影响生活、工作时才至医院就诊，此时往往已拖延了病程。因此，尽早发现、及时治疗对于治疗干眼，延缓干眼进展尤其重要。如图3-2所示，干眼的诊治流程包括：询问病史、临床检查、诊断和治疗。

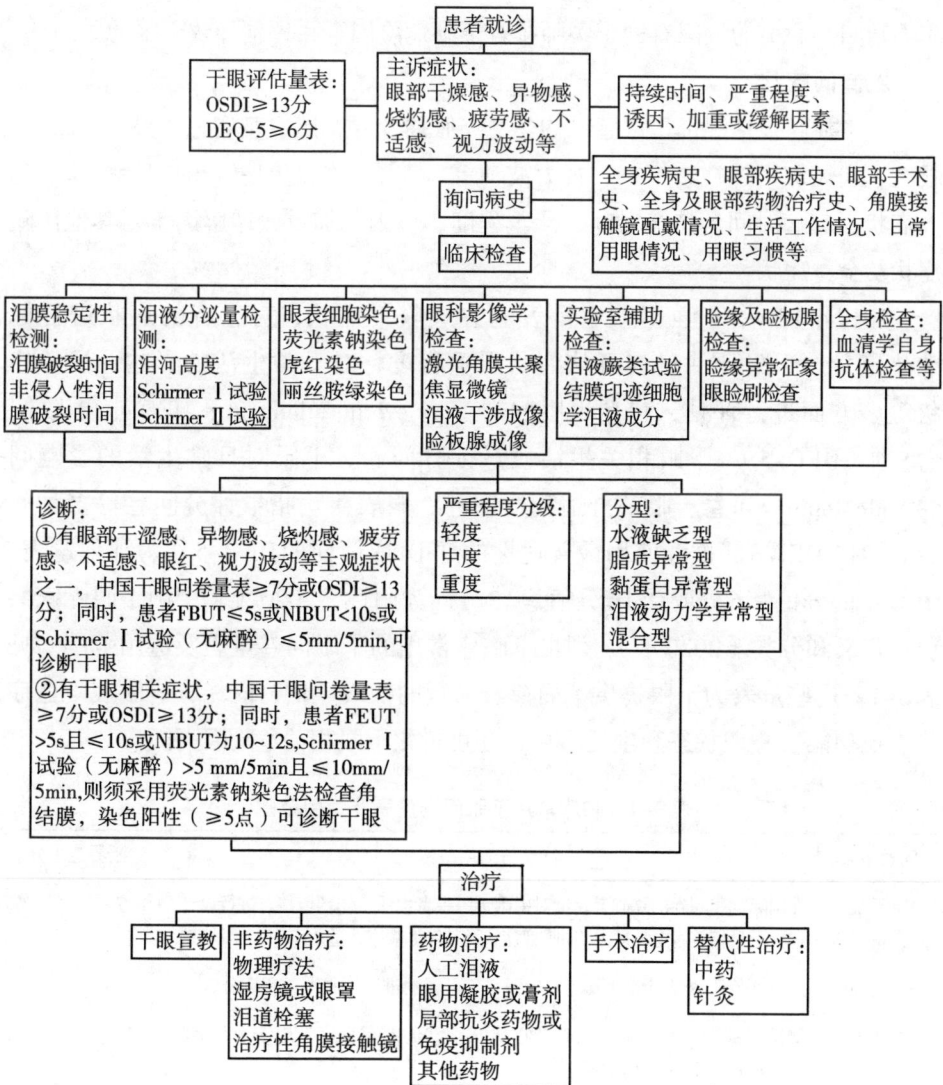

患者就诊

干眼评估量表：OSDI≥13分　DEQ-5≥6分

主诉症状：眼部干燥感、异物感、烧灼感、疲劳感、不适感、视力波动等

持续时间、严重程度、诱因、加重或缓解因素

询问病史

全身疾病史、眼部疾病史、眼部手术史、全身及眼部药物治疗史、角膜接触镜配戴情况、生活工作情况、日常用眼情况、用眼习惯等

临床检查

泪膜稳定性检测：泪膜破裂时间　非侵入性泪膜破裂时间

泪液分泌量检测：泪河高度　Schirmer Ⅰ试验　Schirmer Ⅱ试验

眼表细胞染色：荧光素钠染色　虎红染色　丽丝胺绿染色

眼科影像学检查：激光角膜共聚焦显微镜　泪液干涉成像　睑板腺成像

实验室辅助检查：泪液蕨类试验　结膜印迹细胞学泪液成分

睑缘及睑板腺检查：睑缘异常征象　眼睑刷检查

全身检查：血清学自身抗体检查等

诊断：①有眼部干涩感、异物感、烧灼感、疲劳感、不适感、眼红、视力波动等主观症状之一，中国干眼问卷量表≥7分或OSDI≥13分；同时，患者FBUT≤5s或NIBUT<10s或Schirmer Ⅰ试验（无麻醉）≤5mm/5min,可诊断干眼
②有干眼相关症状，中国干眼问卷量表≥7分或OSDI≥13分；同时，患者FEUT>5s且≤10s或NIBUT为10~12s,Schirmer Ⅰ试验（无麻醉）>5 mm/5min且≤10mm/5min,则须采用荧光素钠染色法检查角结膜，染色阳性（≥5点）可诊断干眼

严重程度分级：轻度　中度　重度

分型：水液缺乏型　脂质异常型　黏蛋白异常型　泪液动力学异常型　混合型

治疗

干眼宣教

非药物治疗：物理疗法　湿房镜或眼罩　泪道栓塞　治疗性角膜接触镜

药物治疗：人工泪液　眼用凝胶或膏剂　局部抗炎药物或免疫抑制剂　其他药物

手术治疗

替代性治疗：中药　针灸

图3-2　干眼诊治流程

一、干眼的检查

干眼检查包括询问病史、询问症状和临床检查。

1.询问病史

病史包括患者全身疾病史、眼部疾病史、眼部手术史、全身及眼部药物治疗史、角膜接触镜配戴情况、生活工作情况、日常用眼情况、用眼习惯等。非初诊患者应注意询问疾病进展过程、既往诊治经过、检查结果、用药情况和疾病的转归。病史的询问有助于医师排查干眼危险因素，评估导致干眼的原因。

2.询问症状

干眼症状包括眼部干涩感、灼热感、胀痛、异物感、刺痛感、畏光、眼痒、眼红、迎风流泪、视物模糊、视力波动等。需要详细询问患者的初始症状、刻下症状、起病时间、持续时间、严重程度、诱因、加重或缓解因素、其他伴随症状及全身症状。

2017年DEWS Ⅱ强调采用量表的方式收集症状，对患者的症状进行标准化定量。干眼评估量表可从症状严重程度、对日常生活的影响、视觉症状等多方面进行评估，包括干眼问卷（dry eye questionnaire，DEQ）、干眼问卷5项（DEQ-5）、干眼相关生活质量评分问卷、干眼对日常生活的影响问卷、McMonnies问卷、眼部舒适指数问卷、眼表疾病指数评分问卷等多种问卷。2017 DEWS Ⅱ推荐使用最普适性的OSDI或简便的DEQ-5作为评估量表，DEQ-5的分值≥6分或OSDI分值≥13分即为阳性。2020年《中国干眼专家共识：定义和分类（2020年）》列出了临床常用的干眼问卷量表及适用范围，见表3-1。这些量表为干眼提供了简单、易行的初级评估，既能分析眼表不适症状、视功能、心理状态和生活质量，还可量化干眼相关危险因素。

表3-1 临床常用干眼问卷量表及适用范围

问卷量表	特点与适用范围	诊断界值（分）
中国干眼问卷量表	在国际常用问卷的基础上，针对中国干眼患者生活工作环境特点进行设计，包括干眼相关病史、过去1周眼部症状及其发生频率，适用于中国干眼患者	≥7
OSDI量表	侧重评价干眼常见症状及其发生频率，可辅助进行干眼严重程度分级	≥13
DEQ-5量表	侧重眼部干涩和流泪症状以及睡前2h症状的严重程度，用于干眼症状的快速评估和流行病学调查	>6

续表

问卷量表	特点与适用范围	诊断界值（分）
McMonnies 量表	侧重评估干眼常见症状及程度，同时包括年龄、性别、用药史和全身健康状况、工作环境和性质、生活环境等干眼相关危险因素调查	>14.5
SPEED问卷	侧重分析症状与干眼危险因素的相关性，适用于干眼流行病学调查及MGD相关干眼的症状评估	

注：OSDI为眼表疾病指数，DEQ-5为干眼5项问卷，SPEED为患者干涩感标准评估，MGD为睑板腺功能障碍；表内空项示无诊断界值

3.临床检查

临床检查分为泪膜稳定性检测、泪液分泌量检测、眼表细胞染色、眼科影像学检查、睑缘及睑板腺检查和全身检查。干眼临床检查应遵循从侵入性最小到侵入性最大的顺序进行。

（1）泪膜稳定性检测

主要表现为TBUT缩短和泪膜形态改变。我国最常用荧光素染色观察TBUT，也可使用眼表分析仪进行非侵入性TBUT测量，可排除荧光素对泪膜的影响。检查结果<10s为阳性。非侵入性TBUT的重复性及与传统TBUT测量值的一致性一直存在争议，但因其操作对眼表扰动小，近年来逐渐在临床推广使用。

（2）泪液分泌量检测

反映泪腺和副泪腺等眼表组织的分泌功能以及泪液产生与清除的动态平衡，包括3种检查。①泪河高度：泪河高度可无创性间接评估泪液量。裂隙灯显微镜下观察泪液与睑缘交接处形成的内凹形弧面高度，≤0.35mm考虑为泪液分泌减少。或使用眼表综合分析仪（keratograph）的分析软件测量，高度≤0.2mm为干眼界值。测量泪河高度需排除眼睑皮肤松弛、球结膜松弛、睑内外翻、眼睑瘢痕及泪器疾病等。②Schirmer试验：一种泪液分泌试验。Schirmer试验可分为Ⅰ和Ⅱ，不使用表面麻醉的Schirmer Ⅰ试验检测反射性泪液分泌量，使用表面麻醉的Schirmer Ⅰ试验检测基础泪液分泌量。在Schirmer Ⅰ试验的基础上使用棉棒刺激鼻黏膜则为Schirmer Ⅱ试验，表面麻醉下进行Schirmer Ⅱ试验可帮助鉴别干燥综合征患者。非表面麻醉的Schirmer Ⅰ试验正常值>10mm/5min，表面麻醉的Schirmer Ⅰ试验正常>5mm/5min。无麻醉Schirmer Ⅰ试验是诊断重度水液缺乏型干眼的重要方法。③酚红棉线检查：另一种泪液分泌试验，较Schirmer试验更温和，是间接但理想的残余泪液量测量方法，变色长度≤20mm提示泪液分泌减少。

（3）眼表细胞染色

可评价上皮细胞的屏障功能和完整性，是干眼严重程度的评价指标之一。

根据不同染色剂，分为荧光素钠染色、虎红染色和丽丝胺绿染色。荧光素钠染色是国际公认的评估角膜损伤的方法，角膜染色点>5个视为阳性结果。丽丝胺绿染色可评估结膜和睑缘损伤，结膜染色点>9个视为阳性结果。丽丝胺绿和虎红可染色变性或死亡的上皮细胞，还可染色缺乏黏蛋白覆盖的上皮细胞，为黏蛋白缺乏型干眼的诊断提供间接依据。但是虎红对细胞有一定毒性，我国常用的仍是荧光素钠染色。

（4）眼科影像学检查

①激光角膜共聚焦显微镜：可分析角膜内免疫炎症细胞数量、神经纤维形态和密度，用于评估干眼的炎症反应和神经纤维改变。②泪液干涉成像：正常的自发眨眼率为10~15次/min。泪液干涉成像设备可分析患者眨眼频率和完全度，自动测量泪膜脂质层厚度。③睑板腺成像：采用红外线成像技术可观察睑板腺有无缺失以及形态变化。

（5）实验室辅助检查

辅助检查是除了临床检查外的辅助干眼诊断或研究干眼病机的检查方法。①泪液蕨类试验：收集患者泪液滴在载玻片上，观察泪液结晶蕨样形态。健康人泪液可形成致密的羊齿状图形，干眼患者泪液蕨样结晶减少或碎片化。该检查在临床诊断干眼时不常用，但对干燥综合征患者具有较高的敏感性和特异性。②结膜印迹细胞学检查：表面麻醉后采用醋酸纤维素膜在颞上象限结膜进行压力接触取材，对取样标本进行过碘酸希夫染色，分析结膜杯状细胞的密度和形态。可观察到干眼患者结膜杯状细胞密度降低，核质比增大，鳞状上皮化生，角膜上皮结膜化等病理改变。③泪液成分检查：泪液的即时检测（pointofcare testing，POCT）。国际常用检测试剂盒包括测量泪液MMP-9、α淋巴毒素及泪液渗透压。但我国应用较少，未纳入诊断性检查中，仍需临床进一步验证。

（6）睑缘及睑板腺检查

睑缘及睑板腺是泪膜功能单位的重要组成结构，评估该项目有助于诊断MGD。①睑缘异常征象：MGD患者可出现睑缘增厚、圆钝、形态不规则，Marx线（皮肤黏膜交界处）前移或睑板腺开口后退，睑缘充血、新生血管形成等。②眼睑刷检查：眼睑刷位于睑缘内缘处，主要功能是在眼表涂布泪液，使之形成泪膜并维护眼表细胞的完整性。用丽丝胺绿或荧光素钠检测试纸浸湿后接触下眼睑结膜，等待时间1min以上，并复染1次后，在裂隙灯显微镜下用钴蓝光观察睑缘上皮染色程度和范围，染色长度≥2mm和（或）≥25%睑缘宽度为阳性，诊断为眼睑刷上皮病变。③睑板腺形态和功能检查：MGD诊断的常规检查内容。除睑板腺影像学检查外，还可通过观察睑板腺开口状态，挤压睑板腺观察睑脂排出难易程度及性状进行判断。

（7）全身检查

血清学自身抗体检查，如抗核抗体、干燥综合征抗体A、干燥综合征抗体B、类风湿因子等，用于诊断干燥综合征等自身免疫性疾病导致的干眼。血清学检查证据不足但仍怀疑干燥综合征者，还应进行唇腺或唾液腺组织活体检查。

目前干眼的检查和诊断技术种类较多，临床医师可结合患者个体情况选择适合的检测方法，用于诊断和评估干眼严重程度。

二、干眼的诊断

1. 干眼的诊断标准

目前尚无国际公认的干眼诊断标准，我国多以中华医学会眼科学分会角膜病学组在2013年达成的干眼临床诊疗专家共识作为标准：①有干燥感、异物感、烧灼感、疲劳感、不适感、视力波动等主观症状之一和TBUT≤5s或Schirmer Ⅰ试验（无表面麻醉）≤5mm/5min可诊断干眼；②有干燥感、异物感、烧灼感、疲劳感、不适感、视力波动等主观症状之一和5s<BUT≤10s或5mm/5min<Schirmer Ⅰ试验结果（无表面麻醉）≤10mm/5min时，同时有角结膜荧光素染色阳性可诊断干眼。

《中国干眼专家共识：定义和分类（2020年）》对干眼诊断进行了更新，增加了症状的量化评分和非侵入性泪膜破裂时间（non-invasive tear film break-up time，NIBUT）的诊断：①患者主诉有眼部干涩感、异物感、烧灼感、疲劳感、不适感、眼红、视力波动等主观症状之一，中国干眼问卷量表≥7分或OSDI≥13分；同时，患者FBUT≤5s或NIBUT<10s或Schirmer Ⅰ试验（无麻醉）≤5mm/5min，可诊断干眼。②患者有干眼相关症状，中国干眼问卷量表≥7分或OSDI≥13分；同时，患者FBUT>5s且≤10s或NIBUT为10s~12s，Schirmer Ⅰ试验（无麻醉）>5mm/5min且≤10mm/5min，则须采用荧光素钠染色法检查角结膜，染色阳性（≥5个点）可诊断干眼。

2. 干眼的分类

干眼发病机制复杂，尚无统一的分类标准，我国的分类标准将干眼分为以下5类：①水液缺乏型干眼：干燥综合征或其他全身性因素导致的水液性泪液生成和（或）分泌不足或成分异常而引起；②脂质异常型干眼：由睑板腺功能障碍或蒸发异常等引起的脂质层异常而导致；③黏蛋白异常型干眼：热烧伤、

药物毒性等导致眼表上皮细胞异常凋亡或功能受损引起；④泪液动力学异常型
干眼：瞬目异常、泪道堵塞等导致泪液动力学异常引起；⑤混合型干眼：两种
或两种以上原因引起的干眼。

3.干眼的严重程度

根据体征的严重程度干眼可分为轻度、中度和重度。

轻度：裂隙灯显微镜下检查无明显眼表损伤体征（角膜荧光素染色点>5
个），BUT ≥ 2s。

中度：裂隙灯显微镜下检查角膜损伤范围不超过2个象限和（或）角膜荧
光素染色点 ≥ 5个且 < 30个，BUT ≥ 2s。

重度：裂隙灯显微镜检查角膜损伤范围2个象限及以上和（或）角膜荧光
染色点 ≥ 30个，BUT < 2s，角膜荧光素染点融合成粗点、片状或伴有丝状物。

除此以外，也可根据临床常用干眼诊断项目检测结果辅助判断干眼严重程
度，见表3-2。

表3-2 临床常用干眼诊断项目检测结果的分级标准

诊断项目		轻度	中度	重度
症状（程度或频率）		间断出现或在刺激条件下持续存在	频繁出现或无刺激条件下持续存在	严重且持续存在，影响生活质量
OSDI量表（分）		13~22	23~32	33~100
非接触式泪膜破裂时间（s）		<10	<5	<2或无完整泪膜
荧光素染色泪膜破裂时间（s）		6~10	2~5	<2或无完整泪膜
泪河高度（mm）		≤ 0.20	≤ 0.10	无法测量
Schirmer I 试验（mm/5min）		6~10	3~5	≤ 2
炎症反应相关指标	结膜充血	无或轻度充血	中度充血	重度充血
	结膜染色	睑裂区结膜部分区域点片状染色	睑裂区结膜弥漫点片状染色	睑裂区结膜大片状染色
	角膜染色	染色点 <5个或不超过1个象限	染色点 <30个或不超过2个象限	弥漫融合成片，波及3个象限或中央光学区
	结膜印迹细胞学	上皮细胞核质比为1：3，杯状细胞密度下降（350-500个/mm²），轻度鳞状上皮化生	上皮细胞核质比1：4~1：5，杯状细胞密度明显减少（100~350个/mm²），中度鳞状上皮化生	上皮细胞核质比1：5以上，杯状细胞严重减少，重度鳞状上皮化生
睑板腺异常相关指标	睑缘	睑缘正常或轻度充血，可有脂帽形成	睑缘钝圆、增厚，睑板腺口阻塞、隆起	睑缘肥厚、新生血管明显，睑板腺口有脂栓形成或开口纤维化、闭锁
	睑板腺红外成像	腺体丢失面积<1/3	腺体丢失面积1/3~2/3	腺体丢失面积>2/3

三、干眼的治疗

干眼是一种慢性疾病，临床治疗目标以缓解症状、防止眼表损害和保护视功能为主。根据干眼的病因、分类、严重程度应选择针对性和个体化的治疗。治疗可分为干眼宣教、非药物治疗、药物治疗、手术治疗和其他疗法。

1.干眼宣教

干眼发病机制复杂，病因多样，与年龄、用眼习惯、工作环境、气候、药物、全身性疾病等因素密切相关，可由一种或多种病因共同导致。向患者介绍干眼的进展规律和自然病程，并进行干眼健康宣教可加强他们对干眼的认识，纠正错误的观念，有助于干眼的治疗、日常维护和缓解焦虑情绪。比如形成良好的用眼习惯、减少处于干燥环境中的时间、避免长时间配戴角膜接触镜、正确使用滴眼液等。

2.非药物治疗

（1）物理疗法

对于睑板腺功能障碍患者可进行热敷、睑板腺按摩、睑缘清洁疏通睑板腺，保证脂质的分泌。

（2）湿房镜或眼罩

可在眼周形成密封环境，减少眼表空气流动，缓解泪液过快蒸发以维持泪液量。

（3）泪道栓塞

使用栓子对泪道进行栓塞，减少泪液的流失以保存泪液。

（4）治疗性角膜接触镜

适用于干眼伴角膜损伤者，防止角膜损伤加重。

（5）强脉冲光（intense pulsed light，IPL）治疗

应用非相干多谱光产生的IPL光热和光化作用，治疗睑板腺功能障碍、睑缘炎及蠕形螨感染导致的干眼。

3.药物治疗

（1）人工泪液

使用人工泪液是干眼的主要治疗手段，具有补充泪液、润滑眼表、降低泪液渗透压、稀释眼表炎症因子浓度等作用。常用的人工泪液有6种不同亚类，包括黏度增强性药剂、渗透性药剂、渗透压保护性药剂、抗氧化性药剂、防腐

性药剂和非活性药剂，可根据干眼分型进行针对性的选择。比如蒸发过强型干眼可选择黏度较高的人工泪液，存在眼表炎症或需长期使用者宜选择不含防腐剂的人工泪液等。

（2）眼用凝胶或膏剂

因质地稠厚，适用于重度干眼患者夜间使用，不影响日间视物。

（3）局部抗炎药物或免疫抑制剂

眼表免疫炎症是干眼重要的发病机制。抗炎和免疫抑制治疗适用于中重度干眼伴眼表炎症者，包括糖皮质激素、环孢素、非甾体类抗炎药、自体血清等。

（4）其他

其他药物如雄激素、重组人表皮生长因子、促泪液分泌药物等经研究发现对干眼有一定疗效，但临床应用不广泛。

4. 手术治疗

经常规治疗无效且视力严重受损的重度干眼患者可考虑手术治疗，如腮腺导管移植、颌下腺移植、睑缘缝合术。

5. 中医治疗

中医药是我国传统瑰宝，中药、针灸治疗干眼均具有较好的疗效。中药治疗干眼尚缺乏高质量的大样本随机对照试验，在标准化、规范化操作上仍需进一步提升。针灸治疗干眼的常用有效方法以及相关机制等将在后面章节中详细介绍。

第一节　针灸治疗干眼的古代经验

在中医眼科发展历史中，针灸是治疗眼病的常用疗法之一，凝聚了历代医家的智慧和经验。早在《灵枢》中就有针灸治疗眼病的记载。从秦汉两晋开始，针灸治疗眼病经历了隋唐宋时期的积累，在金元时期得到开拓，至明清达到鼎盛，结合现代医学已形成了较系统的理论体系和操作规范。古代医家在针灸治疗眼病方面虽积累了丰富的经验，但通过查询相关古籍数据库发现其中关于针灸治疗干眼症状的相关记载并不十分丰富，现总结如下，以期为临床针灸治疗干眼提供参考与借鉴。

一、秦汉两晋时期

从先秦直至两晋，是我国针灸治疗眼病历史上的起步阶段，具有以下特点。①对眼的解剖生理特别是与经络的关系作了详细的描述。②对眼病针灸主治病症、用穴组方（主要为单穴方）、刺灸之法及部分穴位的刺灸宜忌都作了初步总结，为后世针灸治疗眼病的发展奠定了重要基础。阴虚津亏、目失濡养是干眼的基本病理特点，在《内经》中早有明确的理论基础，如《灵枢·五癃津液别》中载"五脏六腑之津液，尽上渗于目。"《灵枢·口问》中载"哀而泣涕出……泣不止则液竭，液竭则精不灌，精不灌则目无所见矣……"说明了津液对于眼睛的重要性。津液具有灌输精微物质以濡养各个孔窍的作用，当哭泣不止、过度流泪的时候，就会耗损津液，使其无以输布，津液不足则目失濡养，发生视功能障碍。同时还记录了"补天柱经侠颈"的针刺治疗方法。干眼的症状繁多,《内经》《针灸甲乙经》等古籍中所载的目赤、目痛、目不明、目涩等,均为干眼的症状,相关记载对干眼的临证治疗有颇多借鉴意义。如有关目赤、目痛的记载:《素问·缪刺论》曰"邪客于足阳跷之脉,令人目痛从内眦始。"《灵枢·热病》曰"目中赤痛,从内眦始,取之阴跷。"《针灸甲乙经》载"目中痛不能视,上星主之,先取譩譆,后取天牖、风池。"有关目涩的论述,最早见于《针灸甲乙经》"目涩,身痹……临泣主之",其对于眼部干涩不适的症状有了初步的认识。

二、隋唐两宋时期

隋唐两宋时期,针灸治疗眼病的取穴范围明显扩大,并且对特定腧穴的眼病刺灸有了更深刻的认识。通过大量的临床实践,此时期的医家对穴位在眼病中的应用已积累了相当的经验,除了明确定位、经脉所属、经脉交会以外,对针灸的操作要求和禁忌有了更深刻的体会。还有一个明显的特点是开始使用经外奇穴。由于眼部疾病有一定的难治性,在这一时期出现了主要用于治疗眼病的经外奇穴。如唐代孙思邈编撰的《备急千金要方》首次使用经外奇穴"当容"来治疗眼赤,"肝劳邪气眼赤,灸当容百壮,两边各尔。穴在眼小眦近后,当耳前,三阳三阴之会处,以两手按之,有上下横脉,则是与耳门相对是也。"北宋王怀隐等人编撰的《太平圣惠方》中记载"前关二穴,在目后半寸。亦名太阳之穴。理风赤眼痛。目眩目涩。"这个治疗方法同样出现在《普济方·针灸》和《针灸资生经》中。《铜人针灸经》亦载"前关二穴,在目后半寸。亦名'太阳'之穴。理风赤眼痛,头目眩,目涩。针入三分。"虽与现在临床眼科常用经外奇穴"太阳"穴同名,但根据其目后半寸的记载,应当是足少阳胆经的瞳子髎穴。《针灸甲乙经》中也指出前关穴、太阳穴都是瞳子髎穴的别称。

另一部针灸专著,宋代王执中撰写的《针灸资生经》对宋代以来针灸治疗各类疾病的文献进行论述,并结合作者个人临床经验进行了补充阐发,增列了许多有效的单验方。《针灸资生经·目赤》中记载"悬厘治目兑眦赤痛。攒竹治眼赤痛(见目不明)。风池治目内眦赤痛……治目赤涩。"另外卷一中记载"液门二穴,水也。在手小指次指间陷中。针二分,灸三壮(一云,握拳取之)。《黄帝明堂灸经》云:"主肘痛不能上下,疟寒热,目涩瞑瞑,头痛泣出也。"提出用"液门"单穴治疗目涩一症。此外,在《医学入门内集·经络·经穴起止》中记载"液门，手小指次指本节前陷。针二分，灸三壮。主头痛面热无汗，风寒热，耳痛聋鸣，目涩目眩，齿痛面赤，咽外肿，内如肉，寒厥，疟，呼吸短气，喜惊，臂痛不能上下。"液门穴是五输穴之一，本经之荥穴，五行属水，属手少阳三焦经。《说文解字》云："液，盡也，从水夜声；门，闻也，从二戶，象形，凡门之属皆从门。"可见液门穴主水液运行。同时基于"经脉所过，主治所及"，针刺此穴可疏通局部经络，调和气血，清泻肝胆，运化水液，因此可用于辅助治疗干眼等眼部疾病。

三、金元时期

元代著名针灸医家王国瑞所作的《扁鹊神应针灸玉龙经》，被认为是目前不可多见的珍贵针灸古籍文献，首创了"透穴针刺法"，这种一针多穴、多向透刺的方法至今还在临床中广泛应用。该书对干眼症状如目涩、目赤的治疗多有记载。《一百二十穴玉龙歌·目病隐涩》中载"忽然眼痛血贯睛，隐涩羞明最可憎。若是太阳出毒血，不须针刺自和平。太阳：在额紫脉上，出血，三棱针刺之。应睛明穴。"《一百二十穴玉龙歌·赤目》中载"眼睛红肿痛难熬，怕日羞明心自焦。但刺睛明鱼尾穴，太阳出血病全消。睛明：在目内泪孔中。针入一分半，略针向鼻，泻。禁灸。鱼尾：即瞳子，在目上眉外尖。针一分，沿皮向内透鱼腰，泻。禁灸。太阳，在额。"提出利用透穴针刺来治疗眼红及畏光症状，并且非常重视针刺方向。睛明穴穴名首次出现在《针灸甲乙经》中，是足太阳膀胱经的起始穴，膀胱脏腑之气在此汇聚，并且是手足太阳、足阳明及阴阳跷五脉交会穴。针刺睛明可以调动多经气血进而濡养眼目，有明目开窍、疏风清热、通络降逆的作用，能调整全身阴阳之盛衰、气血之逆乱。古代医家重用睛明穴，可能与睛明穴的特殊位置有关系。对睛明穴施以针刺治疗可以同时联络手太阳小肠经、足太阳膀胱经、手少阳三焦经、足少阳胆经以及足阳明胃经，阳跷脉、阴跷脉多个经脉的气血。睛明穴在这些经脉入于目的部位，有助于五脏精气输送至目。鱼尾穴出自元代《银海精微》一书，位于目外眦角端，瞳子髎穴稍内方，为经外奇穴；针二至三分；主治一切目疾。采用鱼尾透鱼腰穴，有活血通络，通窍明目之功。眼部透穴法的运用可以适当避免眼区穴位针刺不当出现皮下血肿等意外事故，应用此方法可以有助于增强刺激，提高疗效。

古代治疗目涩、目赤等干眼症状除了用单穴治疗外，还主张使用刺血与针刺相结合的方法。金元时期著名医书《儒门事亲》记载了张从正中年时期曾患目赤肿翳一案：羞明隐涩，作止无时，百余日而不愈。经眼科医生姜仲安针刺上星、百会、攒竹、丝竹空等穴，并以草茎弹刺鼻孔内，出血两升而愈。上星在头部，前发际正中直上1寸，现代针刺多采用平刺的方法。与百会同隶属于督脉，而督脉是"阳脉之海"。督脉之气多与手足三阳经相交会，针刺上星和百会，能通调受阻之经气，连接上下，使清阳之气上升，达到清目利窍之功效。攒竹和丝竹空相配，可疏风通络、调和气血，是现代临床常用的针灸治疗干眼的穴位。另外选择用草茎弹刺鼻孔，可以通过放血去除邪气，以达调和气血的作用，而且还能平衡阴阳、恢复正气。此医案在明代楼英编写的《医学纲目·肝胆部目疾门》中更加详细地描述了当时所用的治疗方法："余尝病目赤，或肿或翳，作止无时。偶至新息帅府，百余日羞明隐涩，肿痛不已。忽眼科姜仲安云：宜刺上星至百会，速以针刺四五十刺。攒竹穴、丝竹空穴上兼眉际二十刺，及鼻两孔内，以草茎弹子出血如前，约二升许，来日愈大半，三日平复如初。"此记载中头部取穴为上星至百会，根据前文中的内容此处为：神庭、上星、囟会、前顶和百会。

四、明清时期

明清时期是中国历史上医学发展的兴盛时期，也是中医眼科学逐步发展成熟的时期。明代医家杨继洲所著的《针灸大成》记载了诸多针灸治疗眼疾的经验，为后世针灸医家治疗眼病提供了思路和方法。杨继洲根据家传《卫生针灸玄机秘要》，参考明以前20余种针灸学著作，并结合自己的针灸临床经验编成此书。《针灸大成·治症总要》中提到"怕日羞明：小骨空、合谷、攒竹、二间……复针后穴：睛明、行间、光明。"另外还记载了一例有目涩症状的医案，"睹灯光冷泪自出，见日影干涩疼痛。复针后穴：睛明行间光明。"此外在《针灸大成·耳目门》中载"眼痒眼疼：光明（泻）五会。"肝胆之脉上通于目，其精华注于目。光明是足少阳胆经络穴，行间为肝经荥穴，两穴配伍可以治疗肝胆经郁热、肝胆火盛之目痒、目痛。《针灸穴名解》中写道"光明喻珠光之放"，指出光明有清朗义，而将"明"字放入穴位的名称中，意指其具有治疗眼疾功效。此外，《针灸大全》还记载："睛明治眼未效时，合谷光明安可缺。"也强调了光明在治疗眼疾中的重要作用。另一部由明代高武撰写的《针灸聚英》中记载："目翳或隐涩……外关悉主之。"外关不仅是手少阳三焦经的络穴，还是手少阳三焦经与阳维脉的交会穴，在八脉交会穴中与眼睛关系最为密切。手少阳三焦经行于头之偏侧部，入耳中，达眼部，故外关可治疗头面五官病，刺激外关可以使三焦经气直达目锐眦。此外，在《针灸聚英·玉机微义针灸证治》中记载"凡目暴赤肿起，羞明隐涩，泪出不止，暴寒目眶眶，大热之所为也。在针则神庭、上星、囟会、前顶、百会。"古人认为目疾多因火而起，而治火之法在针则选择神庭、上星、囟会、前顶、百会等穴泻之。

明代王肯堂所著的《证治准绳》在目疾的分类中明确提出了白眼痛、干涩昏花症和神水将枯症，与干眼的描述基本接近，"视珠外神水干涩而不莹润，最不好识，虽形于言不能妙其状。乃火郁蒸膏泽，故精液不清，而珠不莹润，汁将内竭，虽有淫泪盈珠，亦不润泽。"同时期的傅仁宇所著的眼科著作《审视瑶函》中记载的白涩症，表现与干眼接近，《审视瑶函·白痛》谓："不肿不赤，爽快不得，沙涩昏朦，名曰白涩。"因此，现代医家多将干眼归于白涩症的范畴。《审视瑶函·目昏》中详细记载了干眼症状的致病原因、治疗方法，同时还强调针灸治疗的禁忌之处。"此症谓目日觉干涩不爽利，而视昏花也。因劳瞻竭视，过虑多思，耽酒恣燥之人，不忌房事，致伤神水，目必有此症，如细细赤脉及不润泽等病生焉。合眼养光，久则得泪略润，开则明爽，可见水少之故。若不谨戒保养，甚则伤神水，而枯涩之病变生矣。惟急滋阴养水，略带抑火，以培其本，本立则清纯之气和，而化生之水润。若误认为火症，妄用开烙针泄之治，则有紧缩细小之患。"主张对干眼症状的治疗应当以滋阴补水为主，而不能妄自使用泻火之法。

明代另一部眼科著作《银海精微》，作者不明，后世托称唐代孙思邈撰。道家以目为银海，《银海精微》寓本书乃富含眼科理法方药微妙精华之意。在序章中强调"夫眼者，乃五脏之精华，如日月丽天，昭明而不可掩者也"，还描述了干眼的症状："眼昏而泪，胞肿而软，上壅朦胧，酸涩微赤，是谓之气眼。其或风与热并，则痒而浮赤；风与气搏，则痒涩昏沉。"该书对于眼疾的养护描述得较为详实，可供后人参考。如"喜怒失节、嗜欲无度、穷役眼力、泣涕过多、凌寒冲风、当暑月日、不避烟火、饮啖热多，此皆患生于脏腑者也。专事点洗可乎哉！有能静坐澄神，爱护目力，放怀息虑，心逸目休，调和饮食以养之，斟酌药饵以平之，明察秋毫，断可必矣"，阐述了眼病的病因和调护方法。

至明朝末年，朝鲜宣祖及光海君时代的著名医学家许浚，于光海君二年（1610年）撰成的《东医宝鉴》中载："目赤肿翳，羞明隐涩，取上星、百会、攒竹、丝竹空、睛明、瞳子髎、太阳、合谷。"此时取穴已经逐渐由简到繁，不仅有眼周穴位，还有远端的穴位，有助于干眼等眼病的综合调治。

清代医家进一步扩大了治疗干眼症状的取穴范围。清代太医吴谦负责编修的一部汉医丛书《医宗金鉴·头部主病》中记载："睛明、攒竹……目痛视不明。"李学川撰写的《针灸逢源·目病》中提道："怕热羞明……行间。"《眼科捷径》是清代的眼科著作，又名《眼科统秘》，撰写人、撰写年份均不详。书中简略记载了若干眼科病的症状与治疗方剂，有一定参考价值。其中提到干眼症状的相关取穴："怕日羞明：攒竹、睛明、二间、光明、行间、肝俞、小骨空。"同时期问世的由日本菅沼长之编著的《针灸则·眼目》中记载："肝经上壅，目赤涩痛，针：合谷、睛明；灸：肝俞。""风眼肿痛，针：睛明、三里、内庭；出血：头维。"

历代医家的文献资料为后世治疗干眼提供了宝贵的经验和借鉴。有学者通过整理与分析古今文献中针刺治疗干眼的处方，发现古今治疗干眼选用频次最多的穴位均为睛明；古今所取穴位的归经均以三阳经为主；古人穴方精简，而今人多进行辨证论治，增加配穴。此外，还发现现代临床报道中光明穴的使用频率较古代明显减少，认为今后在临床及科研工作中应当重视对光明穴疗效和应用前景的探索。

第二节　针灸治疗干眼的现代经验

1996年，中医眼科书籍文献中开始有针灸疗法治疗干眼的记载。由唐由之撰写的《中医眼科全书》中载"白睛不红不肿，但觉涩痛不爽，或视物昏朦的慢性眼病……针刺法选用光明、攒竹、风池、丝竹空、阳白、四白等穴，每次2~3个。"同年在肖国士出版的《中医眼科临床手册》中有采用针灸结合耳穴治疗干眼的记载，称之为结膜干燥症："结膜干燥症本病中医称为白涩症，多因邪毒返肺，肺气失宣……或因外伤津液耗散所致眼干涩滞，刺痛微痒，频频眨眼，不耐久视，畏光羞明，白睛不赤不肿，表面干燥……针灸疗法选穴尺泽、孔最、四白、足三里、中都、肝俞，针刺每日1次，耳穴：肝、肾、肺、心、脾、眼、内分泌，采用精制杞菊地黄丸压丸，保留1周。"可以看出其选穴较为丰富，方法也更加多样。现代干眼的针灸临床研究主要是医生基于临床经验，对某个治疗干眼有效的方法开展临床试验为主，多采用单纯针刺、电针、针药结合、针灸结合、综合治疗等方法来治疗干眼，均获得了较好疗效，本节将其中一些有代表性的方法介绍如下。

一、单纯针刺

朱冠珏等采用单纯针刺疗法治疗干眼，主穴取水沟、风池，配穴取患侧睛明、后溪、三阴交、阴陵泉、太溪以及健侧的合谷。取1.5寸毫针，针柄与人中沟成10~15°角，针尖向鼻中隔方向刺入水沟，使用提插捻转手法，患者有酸胀疼痛、眼中酸涩热胀感为度，不留针，隔日治疗1次。风池取1.5寸针，针尖正对对侧眼眶，针刺得气，以酸胀感传到眼区为宜。配穴用平补平泻法，得气后留针30min，每日治疗1次，4周为1个疗程。结果：临床痊愈5例，显效9例，有效5例，无效1例，总有效率95.0%；治疗4周后双目干涩症状明显缓解，Schirmer试验、角膜荧光染色指数、TBUT数值均明显改善。研究者认为本病辨证多属阴虚津亏，络滞窍闭，故取督脉经穴水沟通行阳气，蒸腾津液。风池属胆经，《审视瑶函》云"胆中渗润精汁，升发于上，积而成者，方能涵养瞳神"，故针之。局部取穴睛明配远端合谷、三阴交、阴陵泉、后溪、太溪，有疏风清热、养阴生津的作用。

高卫萍等采用单纯针刺治疗水液缺乏型干眼，取穴睛明、攒竹、丝竹空、瞳子髎、太阳、合谷，平补平泻，得气后留针30min，每日1次，周日休息。结果发现针刺和口服增液剂疗效类似，均有促进泪液分泌、延长TBUT、促进角膜病变修复的作用。该治疗方法以局部取穴为主，除合谷外其他穴位均位于眼周，方中睛明、攒竹为足太阳膀胱经穴，取之以调节眼部气血、滋阴清热；瞳子髎为足少阳胆经穴，有疏泻肝胆郁热之功效；丝竹空为手少阳三焦经穴，是三焦经和胆经之会穴，有清热明目、散风止痛之功；太阳为奇穴，均位于眼周，主治目疾；合谷为手阳明大肠经之原穴，"头面合谷收"，取合谷有通调头面部气血、清热利窍的作用。

孙晓艳等采用单纯针刺治疗水液缺乏型干眼，取穴：局部取攒竹、睛明、丝竹空、承泣；体针取合谷、太冲、三阴交、血海；眼针取上焦区。随证加减：①热炽阴伤型：心火偏亢者加养老；肺阴不足者加曲池、尺泽，眼针加肺区；肾阴亏虚者加太溪，眼针加肾区。②痰瘀互结型加阴陵泉、足三里、丰隆，眼针加肝区、脾区；寐不佳者加照海、大陵；脾胃积热者加内庭。操作时，眼周穴位不提插不捻转，其余穴位均行提插捻转，平补平泻手法，留针30min。每天针刺1次，每周5次，共治疗4周。结果：显效3例，有效34例，无效8例，总有效率达82.2%。治疗后患者角膜染色改善，泪液流量增加，TBUT延长，眼部症状积分改善。该治疗方案采用眼周取穴结合循经远端取穴组方而成，眼针采用循经取穴配合全身辨证取穴。诸穴合用，共同达到疏通经络、活血养血，濡润目睛的目的。

李金全等采用单纯针刺治疗干眼，主穴取睛明、承泣，配穴取攒竹、丝竹空、合谷、曲池、太溪、三阴交、血海、光明等。睛明、承泣进针时需以押手将眼球固定，采用指切法沿眼眶边缘进针，操作过程须缓慢进行（避免刺伤眼球），直至得气（即获得针感），切忌进行任何行针操作手法。攒竹、丝竹空采用透刺法进针，进针0.5~0.8寸，亦无需进行行针操作。其余穴位均直刺进针，并采用提插、捻转等手法进行行针操作，直至患者得气。每次留针约30min，每日操作1次，每周治疗6次，连续治疗3周。结果：总有效率为86.67%。该研究的配穴中，攒竹、丝竹空分别位于眉头及眉梢，采取透刺方法，使两穴针尖相对，可以加强对泪腺的刺激，改善睑板腺分泌功能，从而保证泪液分泌的质与量。合谷、曲池、血海三穴配合，加强全身气血之生成，又因"津血同源""气能生津行津"，故而可以增加泪液的生成、分泌。太溪为足少阴肾经的输穴、原穴，三阴交为足三阴经交会之处，两穴合用可以增强滋肾补阴之功效。诸配穴联合睛明、承泣共用可以缓解干眼患者眼部干涩灼热等症状；同时配合光明，可以明目开窍，改善干眼引起的视物模糊等症状。

二、电针疗法

郭梦虎等采用电针疗法治疗干眼，主穴取上睛明、下睛明、瞳子髎、攒竹、风池、合谷。配穴取三阴交、太溪、太冲。风池用0.25mm×40mm毫针，针尖向同侧目内眦方向进针，经反复提插捻转至有针感向前额或眼区放射。余穴均用0.25mm×25mm毫针针刺，上睛明、下睛明垂直缓慢进针至眼球出现明显酸胀感为度，不捻转，握住针柄守气1min。瞳子髎先直刺0.8寸，略作捻转提插，至有明显酸胀感后，运针0.5min，再向耳尖方向平刺入7~8分，找到针感后留针。攒竹向上睛明透刺，针深8分。针刺得气后分别将两侧瞳子髎、攒竹，接通G6805-2电针仪，用连续波，频率1.5Hz，强度以患者可耐受为度，留针20min。每星期3次，治疗1个月，总共12次。结果：总有效率为79.2%，电针疗法在改善眼部症状积分和泪液分泌试验方面优于普通针刺。该研究主穴选取眼周穴位上睛明、下睛明、瞳子髎、攒竹及颈项部腧穴风池，以疏通眼部及头面部气血，并在眼周穴位加用电针以加强对局部穴位的刺激。电针在改善眼部症状积分和泪液分泌试验方面优于普通针刺，提示增加电刺激之后，有助于进一步提高针刺疗法治疗干眼的临床疗效。

冯清云等采用电针疗法治疗干眼，主穴取攒竹透睛明、四白透承泣、阳白透鱼腰、太阳、丝竹空、百会。随证配穴：肝肾亏虚型加肝俞、肾俞、太溪、太冲；肺阴不足型加肺俞、列缺、合谷、尺泽；脾虚郁热型加脾俞、足三里、三阴交、丰隆。以上穴位采用补虚泻实手法得气后接6805C型电针仪，采用连续波，频率1.0~1.5Hz，留针30min。每日1次，10次为1个疗程，一般治疗3个疗程。结果：治愈13例，有效14例，无效5例，总有效率84.4%。研究者认为针灸治疗该病首选眼周腧穴，如攒竹、睛明、四白、承泣、阳白、鱼腰、太阳、丝竹空等。通过刺激眼周腧穴，能直接改善泪液的分泌，提高泪膜的稳定性。通过辨证配穴，结合电针的刺激，从根本上缓解干眼症状，减少复发。

刘亚丽等观察电针治疗干眼的效果及对泪液分泌量、TBUT的影响。主穴取睛明、太阳、攒竹、丝竹空、瞳子髎、风池，配穴取太溪、三阴交、太冲。其中风池针尖向鼻尖进针，经反复提插捻转至有针感向上或向前放射；睛明穴用左手固定眼球，右手持毫针沿眶内缘缓慢直刺，不行提插捻转；其余穴位采用指切进针均平补平泻。然后将两侧风池、攒竹接电针仪进行电针刺激，频率2Hz，强度以患者耐受为宜。留针30min，10天为1个疗程，共治疗2个疗程。结果：痊愈12例，有效5例，无效3例，总有效率85%。该处方为远近配穴，取眼周足太阳膀胱经与足阳明胃经交会穴睛明，与攒竹共同调和局部气血；取手少阳三焦经经穴丝竹空、足少阳胆经经穴瞳子髎疏调少阳、明目调肝；太阳为眼周奇穴，五穴合用可通络明目、养血润目，达到缓解干眼的效果。风池为胆经要穴，善治头面部疾患，疏通气机，可加强眼周诸穴的治疗作用。远端配合肝经原穴太冲，肝、脾、肾经三经相交的三阴交，以及肾经原穴太溪，共奏滋补肝肾、生津润燥之功。

三、针药结合

刘达理等针药协同治疗干眼，针刺主穴为泪三针，包括在面部上泪孔直上0.2寸的上目通穴，在面部下泪孔直下0.2寸的下目通穴，在面部目外眦上0.3寸的泪管穴；配穴包括攒竹、太阳等穴位。操作时让患者保持仰靠的姿势，自然闭目，分别在眼睑上针刺泪三针，使用管针进针后再进行挂针。攒竹使用管针直刺大约0.5寸，太阳平刺0.5寸，当出现有酸胀感觉之后留针20min左右，注意在留针期间不要行针。1周2次，5次为1个疗程。同时嘱患者口服明目地黄片，1天2次，1次4片，口服，连续服药5周。结果：治疗后针药结合组泪液分泌量显著升高。研究者认为明目地黄丸是一种建立在传统经典药剂——六味地黄汤基础上的药物，融合了枸杞子、菊花、当归、白芍、白蒺藜、石决明等中草药组合成的。服用明目地黄丸，能够促进泪液的正常分泌，增强泪膜的恢复和稳定，促进患者自觉症状的改善。泪三针进行针刺不但能够增加泪液的分泌，还能够对泪液的稳定有很好的促进作用。针药结合治疗干眼能够明显改善泪液分泌量和临床症状，针药结合有着协同增效的功能和效果。

沈瑜等采用针刺配合中药离子导入治疗干眼，针刺取穴为攒竹、睛明、瞳子髎、承泣、太溪、太冲。针刺攒竹时，采用水平横透法透向鱼腰，进针约20mm；针刺瞳子髎时，垂直进针约20mm，反复提插捻转直至局部出现明显酸胀感，并有针感向眼眶内或外眼角放射；针刺睛明、承泣时，嘱患者闭目，医者押手轻轻固定眼球，刺手持针，于眶缘和眼球之间缓慢直刺15mm，不捻转、提插。同侧攒竹、瞳子髎为1对，接通低频电子脉冲治疗仪，采用疏密波，留针30min，要求眼睑上有跳动，强度以患者可耐受为宜。中药离子导入采用多功能眼病治疗仪进行治疗。电流设置为0.3mA，时间设为20min。药物组成为菊花15g、枸杞子20g、生地黄20g、怀山药30g、北沙参15g、麦冬15g、山茱萸12g、茯苓12g、牡丹皮10g、五味子10g、泽泻1g。将上述中药常规煎取300mL，将规格为40mm×50mm的无菌两层纱布用药液浸湿，放置于眼睑皮肤，然后将直流电的导入电极衬垫放置在药物纱布上，另一极置于右手腕部，两眼同时做电离子导入，电流可增至1~3mA，具体通电强度需根据患者的耐受程度调整。每周3次，连续治疗4周。结果：总有效率为87.1%，针刺配合中药离子导入可以改善患者的临床症状评分，提高泪液分泌量并延长TBUT。针刺以局部取穴为主，配杞菊地黄丸合生脉散中药离子导入能进一步加强其滋阴、增液、明目之效。

刘新泉等采用针刺配合中药雾化治疗干眼，主穴取承泣、攒竹、睛明、瞳子髎，配穴取风池、肝俞、肾俞、太溪。针刺承泣时，医者左手拇指向上固定眼睑，右手将针缓慢直刺1寸；攒竹直刺0.5寸；针刺睛明时，左手轻推眼球向外侧固定，右手缓慢进针，紧靠眶缘直刺0.5~1寸；瞳子髎斜刺0.3~0.5寸；风池向鼻尖方向直刺1.5寸；肝俞斜刺0.5~0.8寸；肾俞和太溪直刺0.5~1.0寸。其中睛明不行任何手法，其他穴位行平补平泻法，每个穴位以患者有酸胀感为度，留针30min。雾化方组成为枸杞子12g、菊花9g、秦皮9g、鬼针草12g、冰片0.3g，水煎浓缩后装袋，每袋30mL。每次将30mL药液倒入雾化仪的药杯中，开机产生冷雾气后双眼同时进行雾化，治疗时患者睁眼，使雾气与眼结膜、皮肤接触，每次持续15min。针刺治疗和雾化治疗均隔日治疗1次，30天为1个疗程，共治疗3个疗程。结果：总有效率为78.4%。研究者认为利用雾化器的超声声能的动力，将药物雾化成细微的分子后直接、连续、全面地作用于患者的结膜和角膜，起到直接渗透的作用。并且雾化无刺激、无疼痛，患者治疗后会有明显的舒适感。传统针刺疗法结合中药雾化对干眼有较好的治疗作用，能减轻患者结膜及睑板腺的炎症，缓解干涩、视疲劳等不适症状，有效提高泪膜的稳定性，促进泪液的分泌，充分体现了中医治疗本病的优势。

四、针灸结合

赵美玲等采用针刺配合艾灸治疗干眼，针刺局部取穴：睛明、攒竹、阳白、承泣、四白、太阳、丝竹空、风池、百会。针刺远端取穴：合谷、曲池、太冲、太溪、三阴交、足三里。操作时嘱患者取仰卧位，眼周穴位针刺得气后不过多提插捻转；足三里、三阴交、太溪用补法；合谷、太冲、曲池用捻转泻法；余穴平补平泻；足三里用自制艾条悬灸，两侧各15min，留针30min，1天1次，10次为1个疗程。结果：总有效率达92.31%。该研究除了针刺眼周穴位活血通络外，在足三里穴加用灸法以调补脾胃，加强化生气血之功。本病多由肝肾不足所致，故取肝之原穴太冲，肾之原穴太溪，以滋补肝肾；风池属胆经，胆经络于目，肝开窍于目，风池与太冲表里远近配伍清肝泻火；诸穴配伍共奏健脾胃、补气血、调肝肾、生津润目之效。

五、综合治疗

杨威等以养血润目法为主治疗干眼，采用针刺、中药灸、耳穴贴压综合治疗。针刺取穴百会、睛明、攒竹、太阳、四白、风池、合谷、足三里、三阴交、太溪、太冲。除睛明外，其他穴位采用指切进针法，快速进针，行平补平泻法，留针20min；睛明指切直刺缓慢进针，至患者眼部有明显酸胀感，不行任何手法，留针20min。中药灸选用重庆赵氏雷火灸条（含有青葙子、菊花、决明子等明目养血中药）熏灸。①双眼闭目灸：平行移动灸条，灸左右眼部约2min，以皮肤发热微红为度。②轮换灸左右眼：眼张开，灸条围绕眼睛慢慢旋转灸各1min。眼球随灸条转动。③轮换灸双耳部：对准耳郭旋转灸各2~3min，灸红后再对准耳中心雀啄灸各1min。④耳部灸后再灸1次张开的双眼各1min。⑤灸双侧合谷穴各1min。耳穴贴压取穴为神门、肝、脾、肾、心、眼、枕、屏间前、屏间后、内分泌、颈椎。耳穴常规消毒后将粘有王不留行籽的方形小胶布对准耳穴贴压至患者感觉酸胀痛为止，嘱患者每日自行按压3次，两耳交替，2天更换1次，10天为1个疗程。结果：总有效率为88.5%。研究者认为针刺百会可以提升阳气，清利头目，镇静安神；睛明位于目内眦，为足太阳膀胱经起始穴位，亦为手足太阳、足阳明交会穴，可祛风清热明目，调理眼部气血，擅治眼病；攒竹位于眶上切迹处，可祛风明目；四白位于眶下孔，为足阳明胃经穴，阳明经多气多血，可调理眼部气血；太阳位于眉梢与目外眦之间，为经外奇穴，可清头明目；风池为足少阳胆经与阳维交会穴，可平肝息风，清头明目；三阴交为足三阴经交会穴，可养血荣血，疏通经络，濡养目窍之阴精。中药灸可以行气通络，活血养血。耳穴贴压可以补益脏腑，持久刺激穴位。3种方法综合治疗，达到调理脏腑、疏通经络、养血润目之效。

六、典型医案

1.针刺治疗医案

吴某，女，60岁，教师。

主诉：两目干涩1年余。

予贝复舒眼药水滴眼治疗1年余，未效。就诊时眼内有异物不适感，干涩，泪少，频繁瞬目，津少咽干，鼻干，乏力，皮肤干燥起屑，舌红少津。

检查：①Schirmer试验：左4mm/5min，右4mm/5min；角膜染色试验：左（+），右（+）；②TBUT试验：左7s，右8s。

诊断：干燥性角结膜炎。

取穴：水沟、风池、睛明、阴陵泉、三阴交、合谷、太溪。

治疗1次后患者自觉两眼凉润舒适，瞬目减少；1周后，双目潮润，无瞬目，津少咽干减轻；2周后已无不适；续针2周，巩固疗效。随访半年未复发。

2.电针治疗医案

王某某，女，60岁。

主诉：双眼干涩5年余。

患者5年前由于工作原因久视电脑，出现双目干涩症状，未予重视，后出现异物感，畏光等症状。曾于眼科医院就诊，给予人工泪液治疗效果不佳，又在上海市中医院眼科就诊，给予玻璃酸钠滴眼液及口服中药治疗，病情未见明显好转。为求进一步诊治遂来就诊。

检查：泪液分泌量左右眼均为0mm/5min，TBUT左右眼均为2s。

刻下症见：双目干涩，异物感，畏光，纳可，便调，睡眠不佳；舌红，苔少，脉沉细。

既往史：高脂血症病史，具体不详。

诊断：①中医诊断：白涩病（肝肾阴虚）；②西医诊断：干眼。

针灸治则：补益肝肾，养血润目。

取穴：太阳、攒竹、丝竹空、四白、百会、风池、合谷、足三里、三阴交、光明、太冲。

操作方法：患者取仰卧位，用1.5寸毫针针刺上述穴位，采用平补平泻手法，以得气为度。攒竹和太阳接电针，连续波，频率2Hz，强度以耐受舒适为度。留针30min，嘱患者闭目养神。每周治疗3次，12次为1个疗程。

治疗1个疗程后，检查泪液分泌量双眼均为5mm/5min，TBUT左眼7s，右眼8s，患者坚持治疗2个疗程后，自述眼干涩症状明显好转，晨起症状基本消失，畏光改善，睡眠质量提高。

3.针灸结合治疗医案

封某，男，20岁。

主诉：双目干涩2月余。

患者自诉由于紧张备考，出现双眼干涩、疼痛、烧灼感、异物感等眼部不适症状，遂于某三甲医院眼科就诊，经相关检查后确诊为"干眼"。予泪然滴眼液滴眼，每日3~4次，2周后症状无明显改善且有所加重，故来求治。

取穴：睛明、攒竹、阳白、承泣、四白、太阳、丝竹空、风池、百会、合谷、曲池、太冲、太溪、三阴交、足三里。

操作方法：太溪、三阴交、足三里用捻转补法，并于足三里艾条悬灸；合谷、曲池、太冲捻转泻法；余穴平补平泻。留针30min，中途不予行针。每日1次。

治疗1个疗程后，患者感觉眼部疼痛、烧灼感、干涩感明显减轻，继续守上法治疗，隔日1次，10次为1个疗程，疗程结束后，患者诉眼周不适感几乎消失，至眼科复查无异常。

4.综合治疗医案

王某，女，22岁。

主诉：双眼干涩痛胀不适6月，加重1月。

患者自述6月前无明显诱因出现双眼涩胀，看电脑后眼睛不适、刺痛。于复旦大学附属眼耳鼻喉科医院诊治，诊断为干眼，予人工泪液治疗效果不明显。后应用中药治疗1月效果亦不显，遂来诊治。

刻下症见：双眼干涩、刺痛不适，有异物感。操作电脑后眼睛不适加重。偶有头晕，头胀。自感乏力，饮食欠佳，大小便正常，舌质淡，苔白微厚，脉细弱。

检查：①Schirmer试验：左眼4mm/5min，右眼5mm/5min；②TBUT：左眼4s，右眼6s。

诊断：①中医诊断：白涩症（气血亏虚）；②西医诊断：干眼。

针灸治疗处方：睛明、攒竹、太阳、四白、新明Ⅱ、关元、风池、合谷、足三里、光明、三阴交、太冲。配合耳穴磁珠贴压，取穴为神门、肝、肾、脾、眼、屏间前、屏间后、皮质下。针刺结束后取大椎、膈俞、脾俞、肝俞、肾俞拔罐，留罐10min，疏通脏腑气血。每星期治疗3次。嘱患者尽量少用电脑，不看电视，不用空调。

治疗5次后，自述双眼干涩刺痛减轻，异物感消失。治疗10次后，自述双眼偶有干涩。效不更方，巩固治疗1个疗程，自述症状基本消失。查Schirmer试验：左眼10mm/5min，右眼11mm/5min；TBUT左眼9s，右眼10s。嘱患者根据调摄要点，注意工作生活调摄，卫生用眼。

第一节　针灸治疗眼病的常用穴位

一、体穴

1.头面部穴位（图5-1～图5-3）

（1）攒竹

【定位】在面部，当眉头陷中，眶上切迹处。

【隶属经络】足太阳膀胱经。

【穴位解剖】皮肤→皮下组织→眼轮匝肌。浅层分布有额神经的滑车上神经，眶上动、静脉的分支或属支。深层有面神经的颞支和颧支。

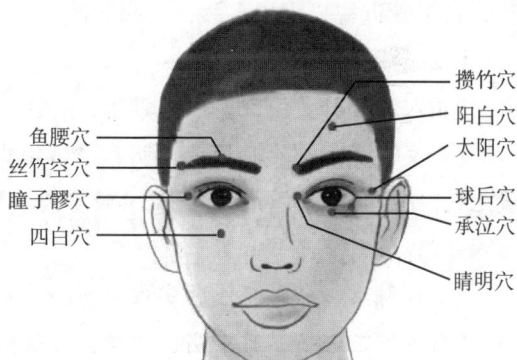

图5-1　面部穴位

【刺灸方法】直刺0.1～0.2寸，或平刺0.3～0.8寸。

【功能主治】头痛，前额痛，眉棱骨痛；目赤肿痛，目视不明，目眩，流泪，目翳，眼睑𬇕动，眼睑下垂，近视，口眼㖞斜，颊痛，衄衊。

【文献摘录】

《针灸甲乙经》："头风痛，鼻鼽衄，眉头痛，善嚏，目如欲脱……攒竹主之。"

《铜人腧穴针灸图经》："治目眽眽，视物不明，眼中赤痛及睑𬇕动。"

《针灸大成》:"主目眩眩,视物不明,泪出目眩,瞳子痒,目瞢,眼中赤痛及睑胸动不得卧。"

《针灸资生经》:"攒竹治眼赤痛。"

《医学纲目》:"百余日羞明隐涩……攒竹穴、丝竹空穴上兼眉际二十刺……来日愈大半。"

（2）睛明

【定位】在面部,目内眦内上方眶内侧壁凹陷中。

【隶属经络】足太阳膀胱经；手太阳经、足太阳经、足阳明经、阴跷脉、阳跷脉交会穴。

【穴位解剖】皮肤→皮下组织→眼轮匝肌→上泪小管上方→内直肌与筛骨眶板之间。浅层分布有三叉神经眼支的滑车上神经,内眦动、静脉的分支或属支。深层有眼动、静脉的分支或属支,眼神经的分支和动眼神经的分支。

【刺灸方法】嘱患者闭目,医者押手轻推眼球向外侧固定,刺手持针,于眶内侧缘和眼球之间,靠近眶内缘缓慢直刺0.3~0.8寸,不宜提插捻转,出针后按压针孔1~2min,以防出血引起血肿。禁灸。

【功能主治】目赤肿痛,迎风流泪,青盲,翳障,视物不明,胬肉攀睛,夜盲,目眩,近视,泪出多眵,目翳,眦痒；头痛眩晕；腰腿痛。

【文献摘录】

《铜人腧穴针灸图经》:"治攀睛,翳膜覆瞳子,恶风泪出,目内眦痒痛。"

《针灸大成》:"主目远视不明,恶风泪出,憎寒头痛,目眩,内眦赤痛,眩眩无见,眦痒,淫肤白翳,大眦攀睛努肉,侵睛,雀目,瞳子生瘴,小儿疳眼,大人气眼冷泪。"

《琼瑶神书》:"眼目红肿实难熬……睛明弹按出毒血。"

《针灸甲乙经》:"目不明,恶风,目泣出,憎寒,目痛目眩,内眦赤痛,目眩眩无所见,眦痒痛,淫肤白翳,睛明主之。"

（3）阳白

【定位】在头部,眉上1寸,瞳孔直上。

【隶属经络】足少阳胆经；足少阳经、阳维脉交会穴。

【穴位解剖】皮肤→皮下组织→枕额肌额腹。分布有眶上神经外侧支和眶上动、静脉外侧支。

【刺灸方法】平刺0.3~0.5寸。

【功能主治】头痛，目痛，目痒，目翳，视物模糊，眼睑眴动。

【文献摘录】

《针灸甲乙经》："头目瞳子痛，不可以视，挟项强急不可以顾，阳白主之。"

《类经图翼》："主治头痛，目昏多眵，背寒栗，重衣不得温。"

（4）鱼腰

【定位】在头部，瞳孔直上，眉毛中。

【隶属经络】头颈部奇穴。

【穴位解剖】皮肤→皮下组织→眼轮匝肌→枕额肌额腹。分布有眶上神经外侧支，面神经的分支和眶上动、静脉的外侧支。

【刺灸方法】直刺0.1~0.2寸，或平刺0.3~0.5寸。

【功能主治】目赤肿痛，目翳，眼睑下垂，口眼㖞斜，眼睑眴动，眉棱骨痛，偏正头痛，视物模糊。

（5）丝竹空

【定位】在面部，眉梢凹陷中。

【隶属经络】手少阳三焦经。

【穴位解剖】皮肤→皮下组织→眼轮匝肌。分布有眶上神经，颧面神经，面神经颞支和颧支，颞浅动、静脉的额支。

【刺灸方法】直刺0.1~0.3寸，平刺0.5~1寸。

【功能主治】目赤肿痛，眼睑眴动，目上视；头痛，眩晕，癫病。

【文献摘录】

《类经图翼》："主治头痛，目赤目眩，视物眬眬。"

《铜人腧穴针灸图经》："治目眩头痛，目赤视物眬眬，风痫，目戴上，不识人，眼睫毛倒，发狂吐涎沫，发即无时。"

（6）太阳

【定位】在头部，眉梢与目外眦之间，向后约一横指的凹陷中。

【隶属经络】头颈部奇穴。

【穴位解剖】皮肤→皮下组织→眼轮匝肌→颞筋膜→颞肌。分布有颧神经的分支颧面神经，面神经的颞支和颧支，下颌神经的颞神经和颞浅动、静脉的分支或属支。

【刺灸方法】直刺或斜刺0.3~0.5寸，或用三棱针点刺出血。

【功能主治】头痛，齿痛，目疾，面痛。

【文献摘录】

《太平圣惠方》："前关二穴，在目后半寸，是穴亦名太阳之穴。头风、赤眼头痛、目眩目涩。"

《圣济总录》："太阳穴，不可伤，伤及令人目枯。"

《琼瑶神书》："眼目红肿取血出，再取出血要搓摩，太阳出血真奇妙""忽然眼痛血贯睛……搓得太阳出毒血""眼目红肿实难熬……太阳二关气下高。"

（7）瞳子髎

【定位】在面部，目外眦外侧0.5寸凹陷中。

【隶属经络】足少阳胆经；手太阳经、手少阳经、足少阳经交会穴。

【穴位解剖】皮肤→皮下组织→眼轮匝肌→颞筋膜→颞肌。浅层布有颧神经的颧面支与颧颞支。深层有颞深前、后神经和颞深前、后动脉的分支。

【刺灸方法】直刺或平刺0.3~0.5寸。

【功能主治】目赤肿痛，青盲，目翳，白内障；头痛。

【文献摘录】

《铜人腧穴针灸图经》："治青盲目无所见，远视䀮䀮，目中肤翳，白膜，头痛，目外眦赤痛。"

（8）承泣

【定位】在面部，眼球与眶下缘之间，瞳孔直下。

【隶属经络】足阳明胃经；足阳明经、阳跷脉、任脉交会穴。

【穴位解剖】皮肤→皮下组织→眼轮匝肌→眶脂体→下斜肌。浅层分布有眶下神经的分支，面神经的颧支。深层有动眼神经的分支，眼动、静脉的分支或属支。

【刺灸方法】嘱患者闭目，医者押手轻轻向上固定眼球，刺手持针，于眶下缘和眼球之间缓慢直刺0.5~1寸，不宜提插捻转，以防刺破血管引起血肿；出针后注意按压针孔1~2min。禁灸。

【功能主治】目赤肿痛，迎风流泪，夜盲，目痒，近视，眼睑𥆧动；口眼㖞斜。

【文献摘录】

《针灸甲乙经》:"目不明,泪出,目眩瞥,瞳子痒,远视睆睆,昏夜无见,目瞤动与项口参相引,喝僻口不能言,刺承泣。"

(9)球后

【定位】在面部,眶下缘外1/4与内3/4交界处。

【隶属经络】头颈部奇穴。

【穴位解剖】皮肤→皮下组织→眼轮匝肌→眶脂体→下斜肌与眶下壁之间。浅层布有眶下神经,面神经的分支和眶下动、静脉的分支或属支。深层有动眼神经下支,眼动、静脉的分支或属支和眶下动、静脉。

【刺灸方法】用押手将眼球推向上方,针尖沿眶下缘从外下向内上方,针身成弧形沿眼球刺向视神经孔方向0.5~1寸;出针后注意按压针孔1~2min,以防出血引起血肿。

【功能主治】目疾。临床多用于治疗视神经萎缩,视网膜色素变性,青光眼,视神经炎,年龄相关性黄斑变性,眼底出血,早期白内障等。

(10)四白

【定位】在面部,眶下孔处。

【隶属经络】足阳明胃经。

【穴位解剖】皮肤→皮下组织→眼轮匝肌、提上唇肌→眶下孔或上颌骨。浅层分布有眶下神经的分支,面神经的颧支。深层在眶下孔内有眶下动、静脉和神经穿出。

【刺灸方法】直刺0.3~0.5寸;或沿皮透刺睛明。

【功能主治】目赤痛痒,目翳,迎风流泪,眼睑瞤动,面痛,面肌抽搐,口眼喝斜;头痛,眩晕。

【文献摘录】

《铜人腧穴针灸图经》:"治头痛,目眩,眼生白翳,微风目瞤动不息,可灸七壮。针入三分,凡用针稳审方得下针也,若针深即令人目乌色。"

《针灸甲乙经》:"目痛口僻,泪出,目不明,四白主之。"

《针灸大成》:"主头痛,目眩,目赤痛,僻泪不明,目痒目肤翳"

(11)上星

【定位】在头部,前发际正中直上1寸。

【隶属经络】督脉。

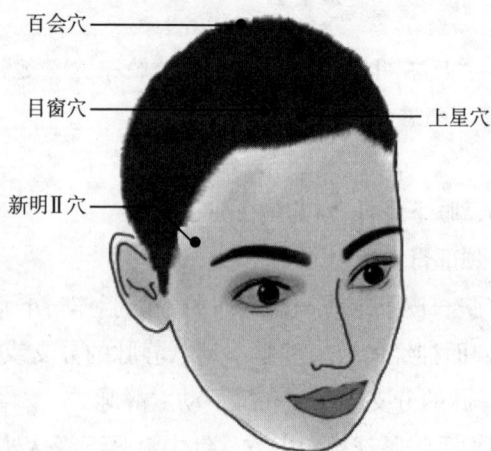

图5-2　头部穴位

【穴位解剖】皮肤→皮下组织→帽状腱膜→腱膜下疏松组织。分布有额神经的分支和额动、静脉的分支或属支。

【刺灸方法】平刺0.5~1寸。

【功能主治】鼻渊、鼻衄、鼻痔、鼻痈；目痛，迎风流泪，目眩，近视；头痛，眩晕，癫狂；热病，疟疾，小儿惊风。

【文献摘录】

《玉龙歌》："若是头风并眼痛，上星穴内刺无偏。"

《针灸聚英》："睛痛：内庭与上星。"

《针灸资生经》："上星、肝俞主内眦赤痛痒。"

（12）目窗

【定位】在头部，前发际上1.5寸，瞳孔直上。

【隶属经络】足少阳胆经；足少阳经、阳维脉交会穴。

【穴位解剖】皮肤→皮下组织→帽状腱膜→腱膜下疏松结缔组织。分布有眶上神经和颞浅动、静脉的额支。

【刺灸方法】平刺0.5~1寸。

【功能主治】头痛，眩晕；目痛，近视，青盲。

【文献摘录】

《针灸甲乙经》："目瞑，远视䀮䀮，目窗主之。"

（13）百会

【定位】在头部，前发际正中直上5寸。

【隶属经络】督脉；督脉、足太阳经交会穴。

【穴位解剖】皮肤→皮下组织→帽状腱膜→腱膜下疏松结缔组织。分布有枕大神经、额神经的分支和左、右颞浅动、静脉及枕动、静脉吻合网。

【刺灸方法】平刺0.5~1寸。

【功能主治】头痛，目痛，流泪，目不明，眩晕，耳鸣，鼻塞；中风，失眠，神昏，癫狂病，惊风，痴呆；脱肛，阴挺。

【文献摘录】

《景岳全书》："羞明隐涩，泪出不止……在针则神庭、上星、囟会、前顶、百会，血之蓄者，可使立退，痛者可使立已，昧者可使立明，肿者可使立消。"

（14）新明Ⅰ穴

【定位】位于耳垂后皮肤皱襞的中点，相当于翳风穴前上5分处。

【隶属经络】经外奇穴。

【穴位解剖】皮肤→皮下组织→腮腺。浅层布有耳大神经和颈外静脉的属支，深层有颈外动脉的分支耳后动脉、面神经等。

【刺灸方法】针尖与皮肤成45°角向前上方快速刺入，针尖达耳屏间切迹后，将耳垂略向前外方牵引，针体与身体纵轴成45°角向前上方徐徐刺入，到达下颌骨髁状突耳侧面，深度1~1.5寸。

【功能主治】目疾。现代多用于治疗视网膜病变、视神经萎缩等。

（15）新明Ⅱ穴

【定位】位于眉梢上1寸外开5分处。

【隶属经络】经外奇穴。

【穴位解剖】皮肤→皮下组织→眼轮匝肌→颞筋膜→颞肌。布有颞神经的分支颧面神经，面神经的颞支和颧支，下颌神经的颞神经和颞浅动、静脉的分支或属支。

【刺灸方法】针尖向额部呈水平位刺入，缓慢进入0.5~0.8寸。

【功能主治】目疾。现代多用于治疗视网膜病变，视神经萎缩，干眼，近视，麦粒肿，结膜炎等。

2.颈项部穴位（图5-3）

（1）风池

【定位】在颈后区，枕骨之下，胸锁乳突肌上端与斜方肌上端之间的凹陷中。

【隶属经络】足少阳胆经；足少阳经、阳维脉交会穴。

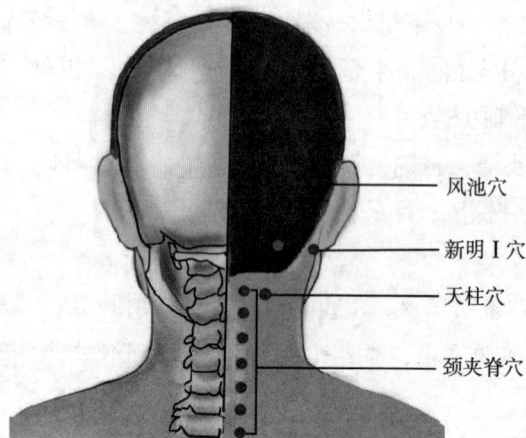

图5-3 颈项部穴位

【穴位解剖】皮肤→皮下组织→斜方肌和胸锁乳突肌之间→头夹肌→头半棘肌→头后大直肌与头上斜肌之间。浅层布有枕小神经和枕动、静脉的分支或属支。深层有枕大神经。

【刺灸方法】向鼻尖方向斜刺0.8~1.2寸。

【功能主治】目赤肿痛，视物不明，迎风流泪，雀目，青盲，耳鸣，耳聋，鼻衄，鼻塞；头痛，眩晕，中风，癫狂病，失眠；发热；颈项强痛，肩背痛；疟疾；瘿气。

【文献摘录】

《针灸大成》："主洒淅寒热，伤寒温病汗不出，目眩苦，偏正头痛，痎疟，颈项如拔，痛不得回顾，目泪出，欠气多，鼻鼽衄，目内眦赤痛，气发耳塞，目不明。"

《针灸资生经》："风池治目内眦赤痛。"

（2）天柱

【定位】在颈后区，横平第2颈椎棘突上际，斜方肌外缘凹陷中。

【隶属经络】足太阳膀胱经。

【穴位解剖】皮肤→皮下组织→斜方肌→头夹肌的内侧→头半棘肌。浅层有第3颈神经后支的内侧支和皮下静脉。深层有枕大神经。

【刺灸方法】直刺或斜刺0.5~0.8寸，不可向内上方深刺。

【功能主治】头痛，眩晕；目痛，视物不明，迎风流泪；癫狂，惊痫，热病；颈项强痛，肩背痛；鼻塞、咽肿。

【文献摘录】

《针灸甲乙经》："目眩眩赤痛，天柱主之。"

（3）颈夹脊

【定位】第1颈椎至第7颈椎棘突下两侧，后正中线旁开0.5寸，一侧7穴。

【隶属经络】经外奇穴。

【穴位解剖】皮肤→皮下组织→斜方肌→头夹肌→头半棘肌→颈半棘肌→多裂肌。分布有颈神经后支的皮支和分支。

【刺灸方法】直刺0.5~1寸。

【功能主治】现代临床常用于治疗颈椎病，眩晕，偏头痛，失眠等。治疗目疾常用于颈源性视力障碍。

3.上肢部穴位（图5-4）

（1）曲池

【定位】在肘区，尺泽与肱骨外上髁连线的中点处。

【隶属经络】手阳明大肠经；合穴。

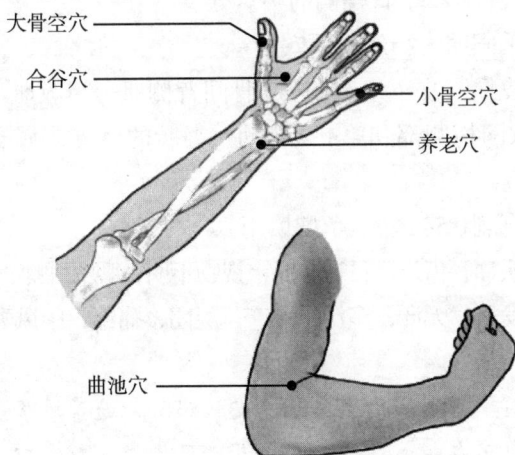

图5-4　上肢部穴位

【穴位解剖】皮肤→皮下组织→桡侧腕长伸肌和桡侧腕短伸肌→肱桡肌。浅层分布有头静脉的属支和前臂后皮神经。深层有桡神经，桡侧返动、静脉和桡侧副动、静脉间的吻合支。

【刺灸方法】直刺1~1.5寸。

【功能主治】咽喉肿痛，齿痛，目疾；瘾疹，湿疹，瘰疬；热病，惊痫；手臂肿痛，上肢不遂；腹痛，吐泻，便秘，痢疾；头痛，眩晕。临床治疗目疾多用于麦粒肿，结膜炎，眼睑炎，干眼（邪热留恋型）等。

【文献摘录】

《针灸甲乙经》："目赤痛，颈肿，寒热……曲池主之""目不明，腕急，身热……曲池主之"

（2）养老

【定位】在前臂后区，腕背横纹上1寸，尺骨头桡侧凹陷中。

【隶属经络】手太阳小肠经；郄穴。

【穴位解剖】皮肤→皮下组织→尺侧腕伸肌腱。浅层分布有前臂内侧皮神经，前臂后皮神经，尺经手背支和贵要静脉属支。深层有腕背动、静脉网。

【刺灸方法】以掌心向胸姿势，直刺或斜刺0.5~0.8寸。

【功能主治】目视不明；肩臂疼痛不举。

【文献摘录】

《铜人腧穴针灸图经》："目视不明。"

（3）合谷

【定位】在手背，第2掌骨桡侧的中点处。

【隶属经络】手阳明大肠经；原穴。

【穴位解剖】皮肤→皮下组织→第1骨间背侧肌→拇收肌。浅层分布有桡神经浅支、手背静脉网桡侧部和第1掌背动、静脉的分支或属支。深层分布有尺神经深支的分支等。

【刺灸方法】直刺0.5~1寸，孕妇慎用。

【功能主治】头痛，齿痛，目赤肿痛，视物不明，咽喉肿痛，鼻衄，耳聋，口眼歪斜，口噤；恶寒发热，无汗，多汗；滞产，经闭，痛经；中风失语，上肢不遂。

【文献摘录】

《太平圣惠方》："目不明，生白翳，皮肤痂疥，遍身风疹。"

《扁鹊神应针灸玉龙经》："头、面、耳、目、鼻、颊、口、齿诸疾；偏正头风；手臂膊痛红肿；手臂挛不能握物。"

《医学入门》："目痛烂弦，胬肉生翳，扳睛倒睫，一切目疾。"

（4）大骨空

【定位】在手指，拇指背面，指间关节的中点处。

【隶属经络】经外奇穴。

【穴位解剖】皮肤→皮下组织→拇长伸肌腱。分布有桡神经的拇背神经，指背动脉和指背静脉。

【刺灸方法】艾炷灸3~5壮；艾条灸10min。

【功能主治】目痛，目翳，白内障；吐泻；衄血。

【文献摘录】

《琼瑶神书》："眼目红肿取血出……再取骨空多提泻。"

《玉龙赋》："大小骨空，治眼烂能止冷泪。"

（5）小骨空

【定位】在手指，小指背面，近侧指间关节中点处。

【隶属经络】经外奇穴。

【穴位解剖】皮肤→皮下组织→指背腱膜。分布有指背动、静脉的分支及属支和尺神经的指背神经的分支。

【刺灸方法】艾炷灸3~5壮；艾条灸10min。

【功能主治】目赤肿痛，目翳，咽喉肿痛。

【文献摘录】

《琼瑶神书》："眼目红肿取血出……再取骨空多提泻。"

《玉龙歌》："风眩目烂最堪怜，泪出汪汪不可言，大、小骨空皆妙穴，多加艾火疾应瘥。"

4.下肢部穴位（图5-5）

（1）血海

【定位】在股前区，髌底内侧端上2寸，股内侧肌隆起处。

【隶属经络】足太阴脾经。

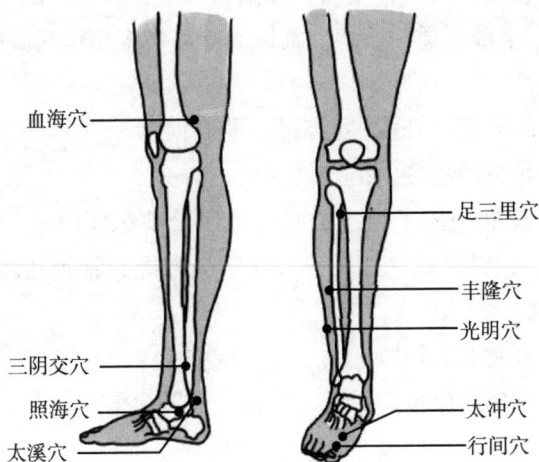

图5-5　下肢部穴位

【穴位解剖】皮肤→皮下组织→股内侧肌。浅层分布有股神经前皮支，大隐静脉的属支。深层有股动、静脉的肌支和股神经的肌支。

【刺灸方法】直刺1~1.5寸。

【功能主治】月经不调，经闭，崩漏；湿疹，风疹。临床治疗目疾多用作血瘀型的配穴。

（2）足三里

【定位】在小腿外侧，犊鼻下3寸，犊鼻与解溪连线上。

【隶属经络】足阳明胃经；合穴，胃下合穴。

【穴位解剖】皮肤→皮下组织→胫骨前肌→小腿骨间膜→胫骨后肌。浅层分布有腓肠外侧皮神经。深层有胫前动、静脉的分支或属支。

【刺灸方法】直刺1~2寸。

【功能主治】胃痛，呕吐，呃逆，腹胀，腹痛，肠鸣，泄泻，便秘；热病，癫狂；乳痈；虚劳羸瘦；膝足肿痛。临床治疗目疾多用作气血亏虚型的配穴。

（3）丰隆

【定位】在小腿外侧，外踝尖上8寸，胫骨前肌的外缘。

【隶属经络】足阳明胃经；络穴。

【穴位解剖】皮肤→皮下组织→趾长伸肌→腓骨长肌→小腿骨间膜→胫骨后肌。浅层分布有腓肠外侧皮神经。深层有胫前动、静脉的分支或属支和腓深神经的分支。

【刺灸方法】直刺1~1.5寸。

【功能主治】腹痛，腹胀，便秘；咳嗽，哮喘，痰多，咽喉肿痛，胸痛；头痛，眩晕，癫狂；下肢不遂，痿痹。临床治疗目疾多用作痰湿型的配穴。

（4）光明

【定位】在小腿外侧，外踝尖上5寸，腓骨前缘。

【隶属经络】足少阳胆经；络穴。

【穴位解剖】皮肤→皮下组织→腓骨短肌→前肌间隔→趾长伸肌→姆长伸肌→小腿骨间膜→胫骨后肌。浅层分布有腓浅神经和腓肠外侧皮神经。深层有腓深神经和胫前动、静脉。

【刺灸方法】直刺1~1.5寸。

【功能主治】目痛，夜盲，目翳，近视；下肢痿痹；乳胀，乳少。

【文献摘录】

《席弘赋》："睛明治眼未效时，合谷、光明安可缺。"

《标幽赋》:"眼痒眼痛,泻光明与地五。"

（5）三阴交

【定位】在小腿内侧,内踝尖上3寸,胫骨内侧缘后际。

【隶属经络】足太阴脾经;足太阴经、足少阴经、足厥阴经交会穴。

【穴位解剖】皮肤→皮下组织→趾长屈肌→胫骨后肌→长屈肌。浅层分布有隐神经的小腿内侧皮支,大隐静脉的属支。深层有胫神经和胫后动、静脉。

【刺灸方法】直刺1~1.5寸,孕妇慎用。

【功能主治】月经不调,崩漏,带下,阴挺,不孕,滞产;遗精,阳痿,遗尿,小便不利,疝气;腹胀,肠鸣,泄泻;下肢痿痹。临床治疗目疾多用作脾胃虚弱型、肝肾阴虚型的配穴。

（6）照海

【定位】在踝区,内踝尖下1寸,内踝下缘边际凹陷中。

【隶属经络】足少阴肾经;八脉交会穴（通阴跷脉）。

【穴位解剖】皮肤→皮下组织→胫骨后肌腱。浅层分布有隐神经的小腿内侧皮支,大隐静脉的属支。深层有跗内侧动、静脉的分支或属支。

【刺灸方法】直刺0.5~0.8寸。

【功能主治】目赤肿痛,失眠,咽干,咽痛;月经不调,赤白带下,阴挺,癃闭,疝气;癫痫。

（7）太溪

【定位】在踝区,内踝尖与跟腱之间的凹陷中。

【隶属经络】足少阴肾经;输穴,原穴。

【穴位解剖】皮肤→皮下组织→胫骨后肌腱、趾长屈肌腱与跟腱、跖肌腱之间→踇长屈肌。浅层分布有隐神经的小腿内侧皮支,大隐静脉的属支。深层有胫神经和胫后动、静脉。

【刺灸方法】直刺0.5~1寸。

【功能主治】遗精,阳痿,月经不调;咳嗽,气喘,咳血,胸痛;咽喉肿痛,齿痛;消渴,便秘;腰背痛,下肢冷痛。临床治疗目疾多用作肺阴不足型、肝肾阴虚型的配穴。

（8）太冲

【定位】在足背,第1、2跖骨间,跖骨底结合部前方凹陷中,或触及动脉搏动。

【隶属经络】足厥阴肝经；输穴，原穴。

【穴位解剖】皮肤→皮下组织→姆长伸肌腱与趾长伸肌腱之间→姆短伸肌腱的外侧→第1骨间背侧肌。浅层分布有足背静脉网，足背内侧皮神经等。深层有腓深神经和第1趾背动、静脉。

【刺灸方法】直刺0.5~1寸。

【功能主治】目赤肿痛，目视不明，咽干，咽痛；阴疝，前阴痛，少腹肿，遗尿，癃闭，月经不调；黄疸，胁痛，腹胀，呕逆；小儿惊风；下肢痿痹，足跗肿痛。

【文献摘录】

《天星十二穴歌》："眼目似云朦，亦能疗腰痛，针下有神功。"

（9）行间

【定位】在足背，第1、2趾之间，趾蹼缘后方赤白肉际处。

【隶属经络】足厥阴肝经，荥穴。

【穴位解剖】皮肤→皮下组织→姆趾近节趾骨基底部与第2跖骨头之间。分布有腓深神经的趾背神经和趾背动、静脉。

【刺灸方法】直刺0.5~0.8寸。

【功能主治】目赤肿痛，目眩，青盲；疝气，少腹疼痛，前阴痛，遗尿，癃闭，月经不调，带下；癫病，中风；脚膝肿痛。口干，胁痛，急躁易怒，善太息。

5.躯干部穴位（图5-6）

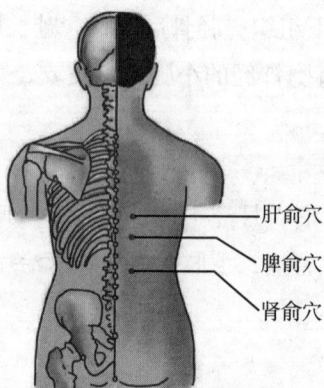

肝俞穴
脾俞穴
肾俞穴

图5-6 躯干部穴位

（1）肝俞

【定位】在脊柱区，第9胸椎棘突下，后正中线旁开1.5寸。

【隶属经络】足太阳膀胱经；肝之背俞穴。

【穴位解剖】皮肤→皮下组织→斜方肌→背阔肌→下后锯肌→竖脊肌。浅层布有第9、10胸神经后支的皮支和伴行的动、静脉。深层有第9、10胸神经后支的肌支和相应的肋间后动、静脉的分支或属支。

【刺灸方法】斜刺0.5~0.8寸；不宜直刺深刺。

【功能主治】目赤，目视不明，夜盲，流泪；胁痛，黄疸；吐血；癫狂痫。

【文献摘录】

《铜人腧穴针灸图经》："目生白翳。"

《针灸资生经》："上星、肝俞主内眦赤痛痒。"

（2）脾俞

【定位】在脊柱区，第11胸椎棘突下，后正中线旁开1.5寸。

【隶属经络】足太阳膀胱经；脾之背俞穴。

【穴位解剖】皮肤→皮下组织→背阔肌→下后锯肌→竖脊肌。浅层分布有第11、12胸神经后支的皮支和伴行的动、静脉。深层有第11、12胸神经后支的肌支和相应的肋间、肋下动、静脉的分支或属支。

【刺灸方法】直刺0.5~1寸。

【功能主治】腹胀，呕吐，泄泻；水肿，黄疸；多食善饥，身瘦。临床治疗目疾多用作脾胃亏虚型、脾胃湿热型的配穴。

（3）肾俞

【定位】在脊柱区，第2腰椎棘突下，后正中线旁开1.5寸。

【隶属经络】足太阳膀胱经；肾之背俞穴。

【穴位解剖】皮肤→皮下组织→背阔肌腱膜和胸腰筋膜浅层→竖脊肌。浅层分布有第2、3腰神经后支的皮支及伴行的动、静脉。深层有第2、3腰神经后支的肌支和相应腰动、静脉背侧支分支或属支。

【刺灸方法】直刺0.8~1寸。

【功能主治】耳鸣，耳聋；遗尿，遗精，阳痿，早泄，月经不调，带下，不孕；多食善饥，身瘦；腰痛。临床治疗目疾多用作肝肾阴虚型的配穴。

二、头针穴位（图5-7）

1.枕上正中线

【定位】在枕部，枕外粗隆上方正中的垂直线，自强间起至脑户，属督脉。

【穴位解剖】皮肤→皮下组织→帽状腱膜→腱膜下疏松结缔组织。分布有枕动、静脉；枕大神经的分支。

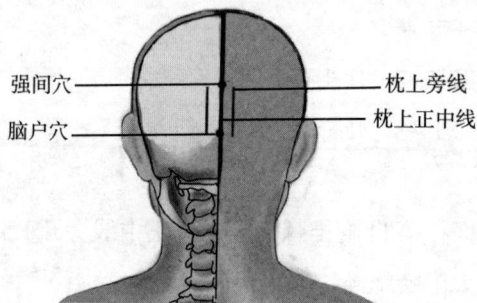

强间穴
脑户穴
枕上旁线
枕上正中线

图5-7 头针穴位

【刺灸方法】与头皮呈约30°角斜向进针，刺入帽状腱膜下层后，稍卧倒针身推进约3cm为宜。

【功能主治】临床多用于治疗皮层性视力障碍，眼肌麻痹，近视等眼病。

2.枕上旁线

【定位】在枕部，枕上正中线平行向外0.5寸。

【穴位解剖】皮肤→皮下组织→帽状腱膜→腱膜下疏松结缔组织。分布有枕动、静脉；枕大神经的分支。

【刺灸方法】针与头皮呈约30°角斜向进针，针刺入帽状腱膜下层后，稍卧倒针身推进约3cm为宜。

【功能主治】临床常和枕上正中线配合应用，治疗皮层性视力障碍、视神经萎缩，视网膜炎，近视等眼病。

三、耳穴（图5-8~图5-9）

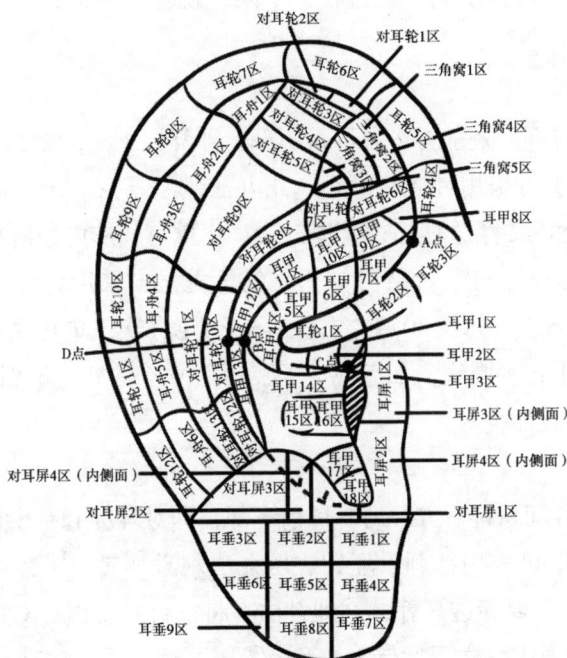

图5-8 耳郭分区

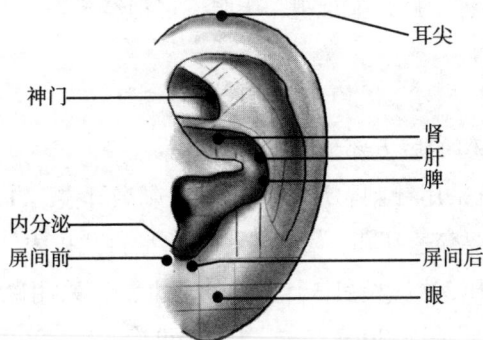

图5-9 耳穴

1.眼

【定位】在耳垂正面中央部，即耳垂5区。

【刺灸方法】可采用针刺、埋针、压丸法刺激眼穴。①针刺法：刺入皮内0.2~0.3cm，注意不要穿透耳垂；②埋针法：将撳钉式皮内针对准穴位刺入，用胶布固定，每日按压3次，留针3~5天；③压丸法：采用磁珠或王不留行籽贴压，每日按压3~5次，每次30遍左右，3~5天更换1次，单耳取穴，双耳交替。

【功能主治】各种眼病，如近视，干眼，视神经萎缩，眼肌麻痹，目赤肿痛，迎风流泪等。

2. 屏间前

【定位】在屏间切迹前方，耳屏最下部，即耳屏2区下缘处。

【刺灸方法】可采用针刺、埋针、压丸法刺激耳穴。①针刺法：刺入皮内0.2~0.3cm，注意不要穿透耳郭；②埋针法：将揿钉式皮内针对准穴位刺入，用胶布固定，每日按压3次，留针3~5天；③压丸法：采用磁珠或王不留行籽贴压，每日按压3~5次，每次30遍左右，3~5天更换1次，单耳取穴，双耳交替。

【功能主治】各种眼病，如近视，干眼，视神经萎缩，青光眼，麦粒肿，视网膜炎，虹膜睫状体炎等。

3. 屏间后

【定位】在屏间切迹后方，对耳屏前下部，即对耳屏1区下缘处。

【刺灸方法】可采用针刺、埋针、压丸法刺激耳穴。①针刺法：刺入皮内0.2~0.3cm，注意不要穿透耳郭；②埋针法：将揿钉式皮内针对准穴位刺入，用胶布固定，每日按压3次，留针3~5天；③压丸法：采用磁珠或王不留行籽贴压，每日按压3~5次，每次30遍左右，3~5天更换1次，单耳取穴，双耳交替。

【功能主治】各种眼病，如近视，干眼，视神经萎缩，青光眼，麦粒肿，视网膜炎，眼肌麻痹等。

4. 肝

【定位】在耳甲艇的后下部，即耳甲12区。

【刺灸方法】可采用针刺、埋针、压丸法刺激耳穴。①针刺法：刺入皮内0.2~0.3cm，注意不要穿透耳郭；②埋针法：将揿钉式皮内针对准穴位刺入，用胶布固定，每日按压3次，留针3~5天；③压丸法：采用磁珠或王不留行籽贴压，每日按压3~5次，每次30遍左右，3~5天更换1次，单耳取穴，双耳交替。

【功能主治】各种眼病，如近视，干眼，视神经萎缩，单纯性青光眼等；胁痛，高血压，围绝经期综合征，眩晕，月经不调等。

5. 神门

【定位】在三角窝后1/3的上部，即三角窝4区。

【刺灸方法】可采用针刺、埋针、压丸法刺激耳穴。①针刺法：刺入皮内

0.2~0.3cm，注意不要穿透耳郭；②埋针法：将撳钉式皮内针对准穴位刺入，用胶布固定，每日按压3次，留针3~5天；③压丸法：采用磁珠或王不留行籽贴压，每日按压3~5次，每次30遍左右，3~5天更换1次，单耳取穴，双耳交替。

【功能主治】失眠，多梦，心烦，咳嗽，哮喘，眩晕，高血压，过敏性疾病，戒断综合征，各种痛症；眼病伴有焦虑抑郁、失眠者。

6.内分泌

【定位】在屏间切迹内，耳甲腔的前下部，约距屏间切迹边缘0.2cm处，即耳甲18区。

【刺灸方法】可采用针刺、埋针、压丸法刺激耳穴。①针刺法：刺入皮内0.2~0.3cm；②埋针法：将撳钉式皮内针对准穴位刺入，用胶布固定，每日按压3次，留针3~5天；③压丸法：采用磁珠或王不留行籽贴压，每日按压3~5次，每次30遍左右，3~5天更换1次，单耳取穴，双耳交替。

【功能主治】痛经，闭经，月经不调，附件炎，宫颈炎，围绝经期综合征，阳痿，遗精，早泄，糖尿病，肥胖症，甲状腺功能减退或亢进症，痤疮等；眼干、口干等。

7.耳尖

【定位】在耳郭向前对折的上部尖端处，即耳轮6、7区交界处。

【刺灸方法】采用放血法。先按摩耳郭，从耳尖穴周围向中心处推揉，使局部充血。常规消毒后，押手拇、食二指固定耳郭，刺手持三棱针点刺耳尖穴放血15~20滴。

【功能主治】急性结膜炎，麦粒肿，目赤肿痛，发热，急性扁桃体炎，高血压，失眠等。

8.脾

【定位】在BD线下方，耳甲腔的后上部，即耳甲13区。

【刺灸方法】可采用针刺、埋针、压丸法刺激耳穴。①针刺法：刺入皮内0.2~0.3cm，注意不要穿透耳郭；②埋针法：将撳钉式皮内针对准穴位刺入，用胶布固定，每日按压3次，留针3~5天；③压丸法：采用磁珠或王不留行籽贴压，每日按压3~5次，每次30遍左右，3~5天更换1次，单耳取穴，双耳交替。

【功能主治】腹胀，腹泻，便秘，食欲不振，功能性子宫出血，白带过多，内耳眩晕症，水肿，痿证等。临床治疗脾胃湿热型干眼加用脾穴。

9.肾

【定位】在对耳轮下脚下方后部，即耳甲10区。

【刺灸方法】可采用针刺、埋针、压丸法刺激耳穴。①针刺法：刺入皮内0.2~0.3cm，注意不要穿透耳郭；②埋针法：将撳钉式皮内针对准穴位刺入，用胶布固定，每日按压3次，留针3~5天；③压丸法：采用磁珠或王不留行籽贴压，每日按压3~5次，每次30遍左右，3~5天更换1次，单耳取穴，双耳交替。

【功能主治】耳鸣，水肿，哮喘，遗尿症，月经不调，遗精，阳痿，早泄，五更泻，腰痛，神经衰弱等。临床治疗肝肾阴虚型干眼加用肾穴。

第二节 针灸治疗干眼的临床应用规律

应用文献计量的方法，探索针灸治疗干眼的临床应用规律有较重要的应用价值，因此通过对2010年1月1日至2020年12月1日发表的针灸治疗干眼的临床文献进行检索、分析、归纳和总结，形成了针灸治疗干眼的用穴处方、治疗方法等方面的应用规律，为临床针灸治疗干眼提供借鉴和参考。经计算机和人工筛选，共纳入264篇临床文献进行统计分析，获得373条组方，涉及120个腧穴，其中十四经穴99个，经外奇穴20个，阿是穴1个；另有耳穴18个，眼针穴8个，头针刺激区2个。文献筛选流程见图5-10。

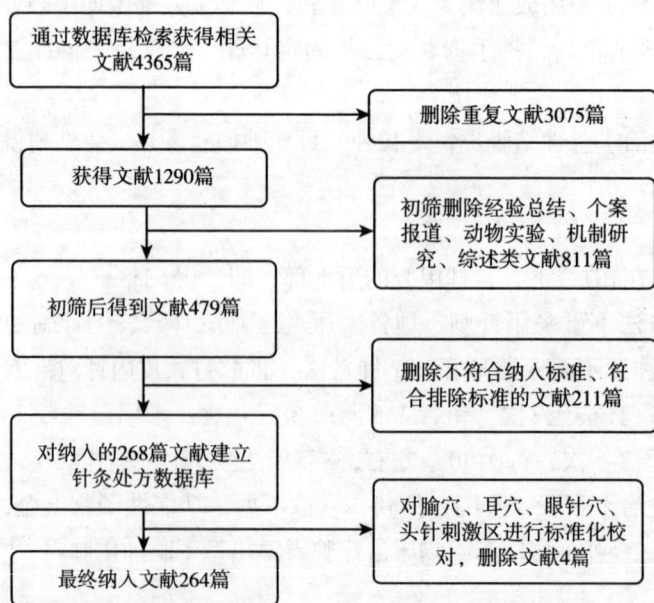

通过数据库检索获得相关文献4365篇

→ 删除重复文献3075篇

获得文献1290篇

→ 初筛删除经验总结、个案报道、动物实验、机制研究、综述类文献811篇

初筛后得到文献479篇

→ 删除不符合纳入标准、符合排除标准的文献211篇

对纳入的268篇文献建立针灸处方数据库

→ 对腧穴、耳穴、眼针穴、头针刺激区进行标准化校对，删除文献4篇

最终纳入文献264篇

图5-10 针灸治疗干眼文献筛选流程图

一、穴位分析

1.穴位归经分析

针灸治疗干眼应用的十四经穴共99个，应用总频次2 714次，占腧穴应用总频次的87.13%。现将十四经穴作归经分析，按各经腧穴频次总和降序排列，结果如表5-1所示。其中足太阳膀胱经腧穴应用频次最高，其次是足阳明胃经，第三是足少阳胆经，三经腧穴应用频次共1 493次，占十四经穴应用总频次的55.01%，三经腧穴的应用数量均位于十四经前列。

表5-1　十四经穴统计表

序号	归经	频次统计		穴位（频次，次）	穴位统计	
		总频次（次）	比例（%）		数量（个）	比例（%）
1	足太阳膀胱经	706	26.01	攒竹（303），睛明（240），肝俞（53），肾俞（48），脾俞（18），肺俞（17），天柱（9），大杼（6），膏肓（6），膈俞（2），委中（2），风门（1），心俞（1）	13	13.13
2	足阳明胃经	447	16.47	四白（158），承泣（128），足三里（103），丰隆（24），天枢（11），内庭（9），滑肉门（3），外陵（3），承满（2），归来（2），水道（2），巨髎（1），头维（1）	13	13.13
3	足少阳胆经	340	12.53	风池（173），瞳子髎（78），光明（42），阳白（36），地五会（2），悬钟（2），阳陵泉（2），本神（1），目窗（1），听会（1），完骨（1），足临泣（1）	12	12.12
4	足太阴脾经	240	8.84	三阴交（177），血海（36），阴陵泉（16），太白（8），大横（2），冲门（1）	6	6.06
5	手阳明大肠经	221	8.14	合谷（162），曲池（37），迎香（21），手三里（1）	4	4.04
6	手少阳三焦经	199	7.33	丝竹空（169），外关（19），耳门（4），翳风（4），支沟（2），液门（1）	6	6.06
7	督脉	154	5.67	百会（99），神庭（22），印堂（18），上星（6），大椎（3），命门（2），水沟（2），腰阳关（1），至阳（1）	9	9.09
8	足厥阴肝经	144	5.31	太冲（130），行间（7），章门（3），急脉（2），曲泉（1），中都（1）	6	6.06
9	足少阴肾经	127	4.68	太溪（101），照海（12），大赫（4），复溜（4），气穴（4），商曲（1），水泉（1）	7	7.07

续表

序号	归经	频次统计		穴位（频次，次）	穴位统计	
		总频次（次）	比例（%）		数量（个）	比例（%）
10	任脉	63	2.32	关元（22），气海（20），中脘（11），中极（4），膻中（2），下脘（2），神阙（1），水分（1）	8	8.08
11	手太阴肺经	38	1.40	尺泽（18），列缺（10），太渊（4），孔最（3），鱼际（2），少商（1）	6	6.06
12	手厥阴心包经	17	0.63	内关（14），大陵（3）	2	2.02
13	手太阳小肠经	12	0.44	养老（8），后溪（2），少泽（1），听宫（1）	4	4.04
14	手少阴心经	6	0.22	神门（4），少府（1），少海（1）	3	3.03

2.常用穴位分析

经统计，腧穴应用总频次3 115次，耳穴138次，眼针穴46次，头针刺激区5次。应用频次>100次的腧穴见表5-2，共12个腧穴，应用频次共计2 077次，占腧穴应用总频次的66.68%。应用频次>10次的耳穴见表5-3，共8个耳穴，分别为肝、眼、内分泌、脾、肾、屏间前、屏间后、神门，应用频次共计114次，占耳穴应用总频次的82.61%。眼针穴和头针刺激区应用数量较少，应用频次>5次的眼针穴有4个穴位，分别为上焦、肝、脾、肾；头针刺激区应用频次最高的为枕上旁线。

表5-2 常用腧穴统计表

序号	腧穴	频次（次）	频率（%）[*]	向上累积频率（%）[*]
1	攒竹	303	9.73	9.73
2	睛明	240	7.70	17.43
3	太阳	233	7.48	24.91
4	三阴交	177	5.68	30.59
5	风池	173	5.55	36.15
6	丝竹空	169	5.43	41.57
7	合谷	162	5.20	46.77
8	四白	158	5.07	51.85
9	太冲	130	4.17	56.02

续表

序号	腧穴	频次（次）	频率（%）*	向上累积频率（%）*
10	承泣	128	4.11	60.13
11	足三里	103	3.31	63.43
12	太溪	101	3.24	66.68

*注：频率＝各腧穴频次/腧穴总频次，向上累积频率＝该项频率及以上的频率之和。

表5-3　常用耳穴统计表

序号	耳穴	频次（次）	频率（%）*	向上累积频率（%）*
1	肝	18	13.04	13.04
2	眼	18	13.04	26.09
3	内分泌	15	10.87	36.96
4	脾	14	10.14	47.10
5	肾	14	10.14	57.25
6	屏间前	12	8.70	65.94
7	屏间后	12	8.70	74.64
8	神门	11	7.97	82.61

*注：频率＝各腧穴频次/腧穴总频次，向上累积频率＝该项频率及以上的频率之和。

3.特定穴分析

将十四经穴根据特定穴分类进行划分，按各类腧穴频次总和降序排列，结果如表5-4所示。交会穴总频次和腧穴数量最高，其次是五输穴。

表5-4　特定穴统计表

序号	特定穴	总频次（次）	腧穴名称（频次，次）	数量（个）
1	交会穴	1 136	睛明（240），三阴交（177），风池（173），丝竹空（169），承泣（128），百会（99），阳白（36），关元（22），神庭（22），迎香（21），照海（12），中脘（11），中极（4），大椎（3），章门（3），大横（2），命门（2），膻中（2），水沟（2），下脘（2），本神（1），风门（1），听宫（1），听会（1），头维（1），完骨（1）	26
2	五输穴	459	太冲（130），足三里（103），太溪（101），曲池（37），尺泽（18），阴陵泉（16），内庭（9），太白（8），行间（7），复溜（4），神门（4），太渊（4），大陵（3），委中（2），阳陵泉（2），鱼际（2），支沟（2），曲泉（1），少府（1），少海（1），少商（1），少泽（1），液门（1），足临泣（1）	24

续表

序号	特定穴	总频次（次）	腧穴名称（频次，次）	数量（个）
3	原穴	412	合谷（162），太冲（130），太溪（101），太白（8），神门（4），太渊（4），大陵（3）	7
4	背俞穴	137	肝俞（53），肾俞（48），脾俞（18），肺俞（17），心俞（1）	5
5	络穴	109	光明（42），丰隆（24），外关（19），内关（14），列缺（10）	5
6	下合穴	107	足三里（103），委中（2），阳陵泉（2）	3
7	八脉交会穴	58	外关（19），内关（14），照海（12），列缺（10），后溪（2），足临泣（1）	6
8	募穴	53	关元（22），天枢（11），中脘（11），中极（4），章门（3），膻中（2）	6
9	八会穴	32	中脘（11），大杼（6），太渊（4），章门（3），膈俞（2），膻中（2），悬钟（2），阳陵泉（2）	8
10	郄穴	13	养老（8），孔最（3），水泉（1），中都（1）	4

4.腧穴部位分析

119个腧穴（不包括阿是穴）应用总频次为3 114次。将其按部位划分，进行频次和腧穴数量统计，结果如表5-5所示。面部腧穴应用频次最高，其次是四肢部和头部，三者应用频次占总频次的90.95%。从腧穴数量来看，四肢部腧穴数量最多，其次是面部腧穴，两者腧穴数量占腧穴总量的57.14%。

表5-5 腧穴分布部位统计表

部位	频次统计		腧穴统计	
	频次（次）	频率（%）	数量（个）	比例（%）
面部	1 520	48.81	26	21.85
四肢部	976	31.34	42	35.29
头部	337	10.82	13	10.92
背部	159	5.11	13	10.92
腹部	101	3.24	20	16.81
颈项部	19	0.61	4	3.36
胸部	2	0.06	1	0.84

5.腧穴聚类分析

应用SPSS Statistics 26.0软件对应用频次>100次的腧穴进行聚类分析。最小聚类数5，最大聚类数10，采用组间联接的聚类方法，运用皮尔逊相关性对区间进行测量。通过对腧穴之间配伍应用的分析比较，将性质差别小的腧穴归类，结果如图5-11所示。若将腧穴分类3类，则三阴交—足三里—太冲—太溪—风池归为一类；攒竹—四白—太阳归为一类；睛明—合谷—承泣—丝竹空归为一类。通过配伍归类，有助于为临床提供具有代表性的腧穴配伍。

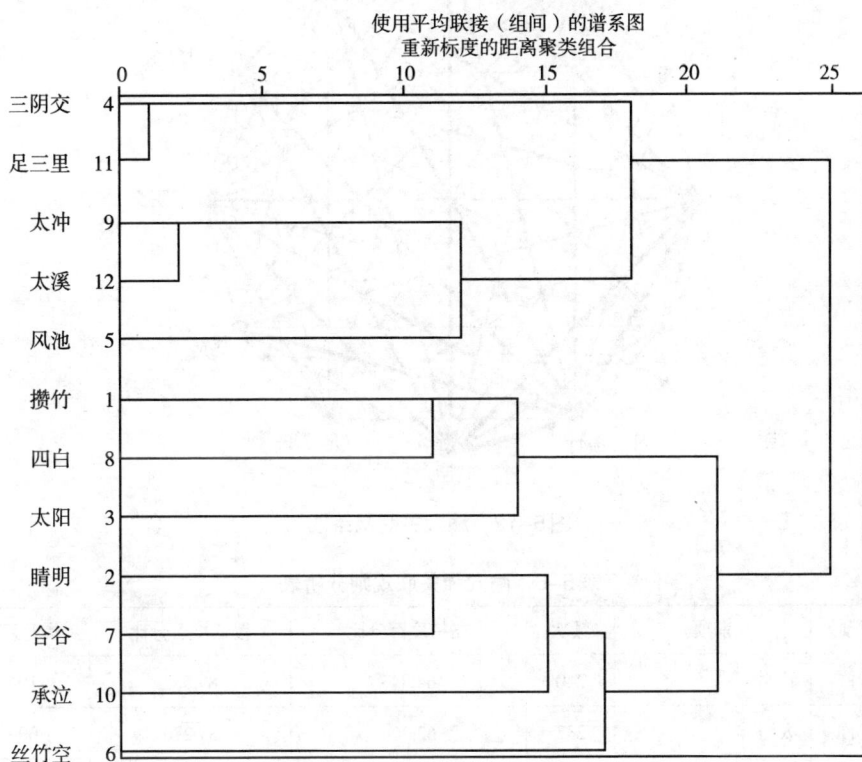

图5-11　聚类分析谱系图

6.腧穴关联分析

应用SPSS Modeler 18.0软件中的Apriori算法对应用频次>100次的腧穴进行关联规则分析，找出所有的频繁腧穴项集，由频繁腧穴项集产生腧穴强关联规则。设置支持度为35%，置信度为80%，最大前项数2。结果如图5-12，表5-6所示。支持度表示同时包含A和B的项集在总项集中出现的概率，置信度表示同时包含A和B的项集占包含A项集的概率。提升度表示"包含A的项集中同时包含B的项集的比例"与"包含B的项集的比例"的比值。提升度反映了关联规则中A与B的相关性，提升度>1且越高表明正相关性越高，提升度<1且越低表明负相关性越高，提升度=1表明没有相关性。最终得出攒竹→睛明，攒竹→太阳，攒竹→三阴交等12个强关联规则。

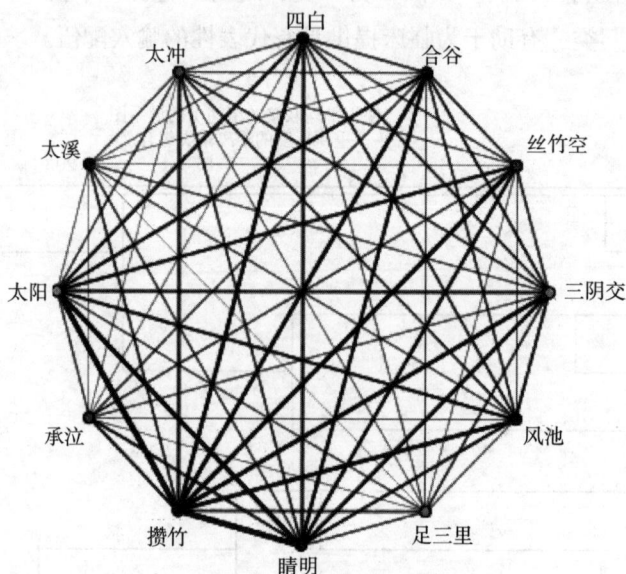

图5-12　腧穴关联网络图

表5-6　腧穴强关联规则分析表

后项	前项	频次	支持度百分比	置信度百分比	提升度
攒竹	睛明	240	64.343	89.583	1.103
攒竹	太阳	233	62.466	89.270	1.099
攒竹	三阴交	177	47.453	87.571	1.078
攒竹	风池	173	46.381	88.439	1.089
攒竹	太阳和睛明	171	45.845	92.982	1.145
攒竹	丝竹空	169	45.308	93.491	1.151
睛明	合谷	162	43.432	81.481	1.266
攒竹	合谷	162	43.432	93.210	1.147

续表

后项	前项	实例	支持度百分比	置信度百分比	提升度
攒竹	四白	158	42.359	94.937	1.169
睛明	合谷和攒竹	151	40.483	82.781	1.287
攒竹	三阴交和睛明	136	36.461	88.235	1.086
攒竹	合谷和睛明	132	35.389	94.697	1.166

二、治疗方法分析

对文献信息数据库进行统计分析，运用1种治疗方法的临床研究共88个，2种治疗方法的共123个，3种治疗方法的共40个，4种治疗方法的共11个，5种治疗方法的共2个；共获得10种单项治疗方法，64种组合治疗方法。将频次>5次的治疗方法总结如图5-13所示，单纯应用针刺的临床研究文献数量最多，其次是针刺+中药研究，针刺+西药滴眼研究，三者总频次占全部研究的54.17%。

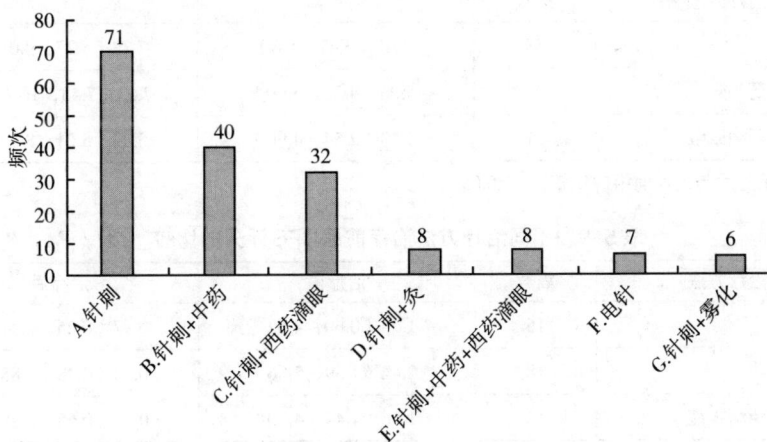

图5-13　治疗方法统计图

三、效应指标分析

在纳入的264篇临床文献中，共有143篇文献参考《中药新药临床研究指导原则》自拟眼部症状、体征积分，共有57篇文献参考《中华人民共和国中医药行业标准——中医眼科病证诊断疗效标准》自拟干眼疗效评分，但缺乏公认性。目前干眼尚缺乏公认的疗效判定标准，在整理文献的过程中发现，针灸治疗干眼均采用了不同的客观指标进行统计学分析，其中检测较多的是SIT（文献242篇）、TBUT（文献234篇）、CFS（文献152篇）。本研究分别对TBUT、SIT、CFS进行统计分析，结果如表5-7~表5-9所示。针刺、针刺配合中药、针刺配合西药滴眼治疗前后比较，差异均有统计学意义（$P<0.05$），说明针刺、针刺配合中药、针刺配合西药滴眼对干眼患者的TBUT、SIT、CFS均有一定的改善作用。

表5-7　不同治疗方法治疗前后TBUT的比较　[M (P_{25}, P_{75}), s]

治疗方法	篇数	治疗前	治疗后
针刺	35	3.78（2.84, 5.01）	6.07（5.23, 6.88）*
针刺+中药	26	3.75（3.26, 4.42）	7.34（6.20, 8.09）*
针刺+西药滴眼液	22	3.65（2.40, 4.43）	5.83（3.87, 7.91）*

注：治疗后与治疗前组内比较，*$P<0.05$。

表5-8　不同治疗方法治疗前后SIT的比较　[M (P_{25}, P_{75}), mm/5min]

治疗方法	篇数	治疗前	治疗后
针刺	38	4.45（3.47, 5.6）	7.37（5.27, 9.01）*
针刺+中药	25	5.06（4.22, 5.90）	7.63（7.43, 10.23）*
针刺+西药滴眼液	21	3.53（2.54, 4.90）	5.84（5.21, 8.59）*

注：治疗后与治疗前组内比较，*$P<0.05$。

表5-9　不同治疗方法治疗前后CFS评分的比较　[M (P_{25}, P_{75}), 分]

治疗方法	篇数	治疗前	治疗后
针刺	15	1.75（0.60, 4.62）	0.97（0.25, 2.31）*
针刺+中药	18	2.42（1.39, 5.86）	0.70（0.48, 3.88）*
针刺+西药滴眼液	13	1.58（1.44, 4.90）	0.97（0.65, 3.28）*

注：治疗后与治疗前组内比较，*$P<0.05$。

四、安全性分析

264个临床研究中，参与患者总数达13 454例。其中28个研究报道了不良事件的发生，共计35例患者在治疗过程中出现不良事件，统计结果见图5-14。其中由针刺导致的不良事件共29例，占不良事件总数的82.86%，针刺后皮下淤血发生率最高，占不良事件总数的40%。

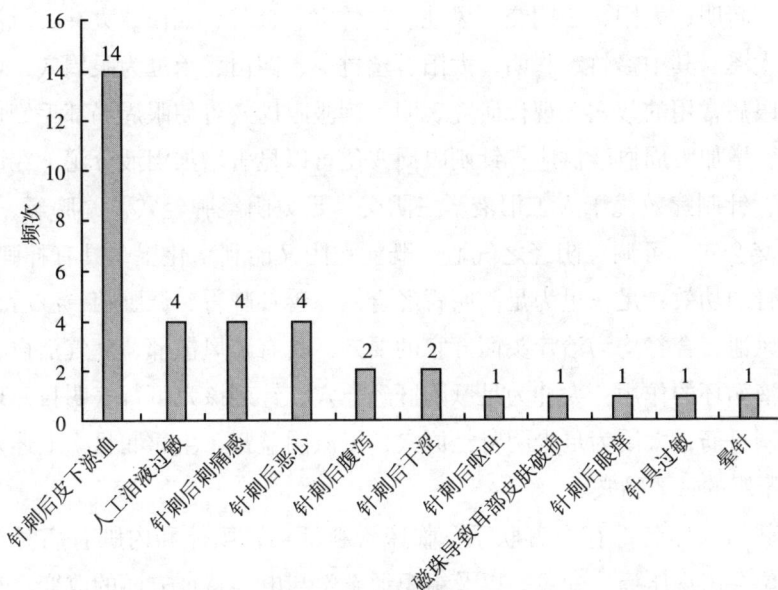

图5-14 不良事件统计图

五、讨论

干眼属中医学"白涩症""干涩昏花""神水将枯"等范畴，诸多医籍记载了该病的临床表现，如《审视瑶函·白痛》首次提出"白涩症"之名，曰："不肿不赤，爽快不得，沙涩昏朦，名曰白涩……"《证治准绳·七窍门上》曰："视珠外神水干涩而不莹润，最不好识，虽形于言不能妙其状。"《灵枢·五癃津液别》曰："故五脏六腑之津液，尽上渗于目……"说明眼与五脏六腑关系密切。《素问·宣明五气》曰："五脏化液……肝为泪。"《诸病源候论·目病诸候》曰："目，肝之外候也，腑脏之精华，宗脉之所聚，上液之道。"干眼病位在眼，与肝联系紧密。肝寄相火，主升主动，肝火上炎可致眼目干涩。肝属木，从五行生克角度来看，水生木，肾水不足则肝木失养，故而泪液生成不足，目失濡润而干涩。脾为后天之本，气血化生之源，脾气健运则水津四布；肺为水之上源，通调水道，主行水，肺气宣降则全身津液输布代谢如常。脾肺健运则津液输布畅通，眼目滋养，方可视物。故干眼与肝、肾、脾、胃、肺关系密切。

回顾自2010年以来针灸治疗干眼的临床文献，得到常用腧穴有12个，分别是攒竹、睛明、太阳、三阴交、风池、丝竹空、合谷、四白、太冲、承泣、足三里、太溪。其中攒竹、睛明、太阳、丝竹空、四白、承泣为眼周穴，也是临床治疗眼病常用的效穴。现代研究表明，刺激眼周穴可使眼周局部毛细血管出现扩张，增加眼周血液供应；针刺眼周穴位可以显著增加泪液分泌，在即刻效应方面，针刺疗效优于人工泪液。三阴交为足太阴经脾经穴，是脾经、肾经、肝经的交会穴，可调三阴经之气血，既能滋阴又能利水化湿，具有补脾益血、调肝补肾的功效；足三里为足阳明胃经合穴，善补脾胃、调脏腑，滋后天生化之源；风池、合谷均为治疗头面五官的要穴，具有疏风散邪、理气活血、改善眼部血液循环的作用；太冲为足厥阴肝经原穴，针刺该穴可行气明目，理气疏肝，疏调目筋；太溪为足少阴肾经原穴，可滋阴益肾，生津润目。上述穴位均为治疗干眼的重要腧穴。

耳郭与人体各部存在着联系，临床资料证实，躯体和内脏有病时在耳郭一定部位会出现压痛、变色，以及组织形态学与电学特征方面的改变。耳穴疗法也是治疗干眼的常用方法，常用耳穴分别为肝、眼、内分泌、脾、肾、屏间前、屏间后、神门。耳与脏腑、经络关系密切，《灵枢·口问》曰："耳者，宗脉之所聚也"。耳穴就是分布在耳郭上的腧穴，也是反应点、刺激点。从现代解剖学来看，耳郭具有丰富的神经、血管分布，躯体神经、交感神经、迷走神经等在耳郭相互吻合、重叠形成神经丛。刺激耳穴可调节身体机能，疏通眼部经络，从而加速眼部血液循环，增加眼部气血的濡养，进而改善干涩症状。屏间前、屏间后又称目1、目2，对应眼区，遵循耳穴疗法中按相应部位取穴的原则，进行按压可开窍明目；肝、脾、肾遵循按藏象辨证取穴的原则，三穴具有补益脏腑、调畅气血的作用；内分泌、神门遵循按现代医学理论取穴的原则，泪液分泌受到内分泌的调节，选择内分泌穴可直接起到治疗作用，神门穴可调节大脑皮质兴奋与抑制过程，有镇静、镇痛、抗过敏、消炎等功能，可缓解干眼患者的焦虑、紧张、抑郁情绪。刺激以上穴位可改善机体内分泌，调节自主神经功能。

针灸临床治疗干眼的取穴涉及十二正经及任督二脉，以面部取穴为主，配合四肢部穴位；善用特定穴，尤其是交会穴和五输穴。特定穴主治规律强，运用范围广，不仅具备一般腧穴的主治特性，还具有特殊的治疗作用，同时又是精气汇集更集中的地方。交会穴的特点在于加强经脉与经脉、经脉与腧穴之间的联系，使经络系统更加完善，针刺后可以达到以一穴调诸经的作用。五输穴不仅有五行属性及经脉归属,还可治疗所属经脉所行远部诸疾。十四经中,足太阳膀胱经的腧穴应用频次最高,其次是足阳明胃经、足少阳胆经。足太阳膀胱经"起于目内眦",循行中通过目系;足阳明胃经起于鼻旁迎香穴,上行过目内眦于足太阳膀胱经交会;足少阳胆经"起于目锐眦""其支者:从耳后入耳中,出走耳前,至目锐眦后";足阳明胃经经别和足少阳胆经经别均联系于目系。依据三者经脉循行,取3条经脉的穴位充分体现了"经脉所过,主治所及"的治疗规律。通过归类,得出3类具有代表性的腧穴配伍:三阴交—足三里—太冲—太溪—风池;攒竹—四白—太阳;睛明—合谷—承泣—丝竹空。通过关联规则分析,最终得出攒竹→睛明,攒竹→太阳,攒竹→三阴交等12个强关联腧穴组合。聚类分析和关联规则分析为针灸治疗干眼提供了强关联配伍穴组,对指导临床应用具有重要意义。

本研究对纳入文献中针刺、针刺配合中药、针刺配合西药滴眼治疗前后TBUT、SIT、CFS的变化进行统计分析,结果发现针刺、针刺配合中药、针刺配合西药滴眼对干眼患者TBUT、SIT、CFS均有一定的改善作用。与此同时,针刺治疗存在一定的不良事件,提示在后续的相关临床研究中应注意针刺异常情况的预防与处理。现代研究发现,针刺可影响眼表蛋白的表达,如乳铁蛋白、黏蛋白的表达等,提高泪膜稳定性,改善干眼症状;通过改善泪液功能单位的组织形态,平衡泪膜稳态;通过影响神经调节,有效兴奋副交感神经的活动,增加泪腺组织中血管活性肠肽、乙酰胆碱的含量,从而增加泪液分泌;同时可以通过调控眼表炎症反应,改善干眼患者体征。一项有关针刺治疗典型干眼的系统评价及荟萃分析的研究表明,针刺在改善TBUT、泪液分泌量、角膜荧光素染色等症状方面优于单独使用人工泪液;针刺联合人工泪液治疗在改善TBUT和泪液分泌量方面也比单独使用人工泪液的效果更好。

本研究从数据挖掘的角度对针灸治疗干眼的临床应用规律进行分析和总结,为后续临床研究提供了一定的研究资料,也为临床应用针灸治疗干眼提供借鉴和参考。

综上,针灸治疗干眼以近部选穴为主,配合远部选穴。攒竹、睛明、太阳、三阴交、风池、丝竹空、合谷、四白、太冲、承泣、足三里、太溪为常用腧穴;肝、眼、内分泌、脾、肾、屏间前、屏间后、神门为常用耳穴。针灸临床治疗干眼方法多样,主要以针刺或针刺配合药物为主。但针灸的治疗周期、刺激量以及远期效果仍需进一步研究。

第三节　针灸治疗干眼的有效治疗方案

本节从中外数据库中选取了一些针灸治疗干眼的有效治疗方案进行详细介绍，并加以分析。这些治疗方案多经过较为规范的临床随机对照试验确证了疗效，并具备一定的临床特色。

一、针刺疗法

1.固定处方针刺

取穴：攒竹、阳白、丝竹空、承泣、四神聪、上星、风池、合谷、曲池。

操作方法：穴位消毒后，用0.20mm×30mm毫针针刺上述穴位，针刺深度0.6~4.5cm（攒竹：1.5~3cm，阳白：0.9~1.5cm，丝竹空：1.5~3cm，四神聪：1.5~3cm，承泣：0.6~0.9cm，上星：0.9~1.5cm，合谷：3~4.5cm，曲池：3~4.5cm），行捻转手法，以得气为度。留针20min。

疗程：每周3次，12次为1个疗程，共治疗1个疗程。

疗效：单纯针刺能明显改善干眼患者治疗结束后即刻的眼表疾病指数（OSDI）、视觉模拟评分（VAS）、泪膜破裂时间（TBUT）、泪液分泌量（SIT），但与对照组（人工泪液组）比较差异无统计学意义（$P>0.05$）。治疗结束后8周，单纯针刺能明显改善干眼患者OSDI及VAS，且与对照组（人工泪液组）比较差异有统计学意义（$P<0.05$）。

按语：该研究为临床多中心随机对照试验。试验设计较为规范，立论依据充分。试验开始前，临床研究方案经各中心伦理委员会审核通过，且于临床试验中心完成注册。各中心独立招募、干预患者。分别于治疗前、治疗期间、治疗结束后即刻、治疗结束后4周及治疗结束后8周，多个时间点对患者进行评估，分别观察了单纯针刺治疗干眼的短期及长期疗效。该研究对照组为人工泪液组，但未限定该组患者每日使用人工泪液的次数，或可能造成试验结果的偏倚。该研究结果提示虽然该针刺方案的即刻效应与人工泪液无明显差异，但远期疗效优于人工泪液。该研究的针刺处方以眼周局部取穴为主，配合远部（头项部、上肢）取穴，远近结合，通经活络，促进眼部气血的畅通和濡养。

2.辨证处方针刺

取穴：主穴为睛明、承泣、上明、攒竹、丝竹空、太阳、合谷。辨证配穴：

肺阴不足型加孔最、尺泽；肝肾阴虚型加后溪、太溪、三阴交；脾胃湿热型加曲池、足三里。

操作方法：穴位消毒后，针刺上述穴位，行提插捻转手法，随证补泻，以得气为度。留针25~30min。

疗程：每周3次，10次为1个疗程。每个疗程结束后休息10天，共治疗3个疗程。

疗效：辨证针刺可明显改善肺阴不足、肝肾阴虚、脾胃湿热型干眼患者的主观症状、SIT及TBUT。与对照组（人工泪液组）比较，辨证针刺治疗可改善肝肾阴虚型干眼患者的症状，增加其泪液分泌量，差异具有统计学意义（$P<0.05$）。

按语：该研究中的中医证候分型参照《中医病证疗效诊断标准》，分为肺阴不足、肝肾阴虚、脾胃湿热3种证型。目前干眼辨证针刺治疗的临床文献中，对于干眼的辨证分型治疗以肝肾阴虚型为主，其余还有气血亏虚型、湿热壅滞型、痰瘀互结型、热炽阴伤型、阴虚湿热型、气阴两虚型和肝郁气滞型等。干眼的病因病机较为复杂，主要包括以下方面：或肺阴不足，宗气不展，邪气入里化热，蒸灼津液，目失濡润；或饮食不节致脾失健运，脾胃湿热，清气不升，目失所养；或肝肾之阴耗伤，阴血亏损，目窍失养；或阴虚日久，虚火上炎，津液耗伤；或用眼过度等因素耗伤气血，致气血亏虚，不得上荣于目；或因其他眼病治疗不彻底，余邪未清，郁而化热，伏于肺脾等所致。综合目前文献研究、临床诊疗实际，并参考《中医眼科学》（曾庆华主编，中国中医药出版社，2003年），干眼患者临床主要可分为以下5个证型：邪热留恋证、肺阴不足证、脾胃湿热证、肝肾阴虚证及气血亏虚证。相较于针刺固定处方，根据干眼患者的辨证分型，加以配穴治疗更贴近临床实际，有助于临床灵活运用，更有助于提高临床疗效。但由于该项研究未能和单纯固定处方进行疗效对比，因此尚不能根据此研究得出辨证取配穴能提高针灸治疗干眼临床疗效的结论。

3.腹针疗法

取穴：中脘、下脘、水分、气海、关元、商曲、滑肉门、天枢、外陵。

操作方法：穴位消毒后，用1.5寸毫针针刺上述穴位。腹针疗法进针时与体表呈90°直刺0.8~1.2寸，不用得气，针刺顺序：中脘→下脘→水分→气海→关元→商曲→滑肉门→天枢→外陵。留针20min。

疗程：每周治疗2次，16次为1个疗程，共治疗1个疗程。

疗效：腹针针刺可改善干眼患者主观症状，并且相较于假针刺组及人工泪液组，在增加干眼患者泪液分泌量方面，腹针针刺疗效优于其他两组，差异均具有统计学意义（均$P<0.05$）。

按语：该研究设置两组对照组，分别为假针刺组与人工泪液组，结果显示腹针治疗组在改善患者泪液分泌量方面，效果明显优于两组对照组。既证实了腹针针刺的有效性，又排除了安慰剂效应的影响。腹针理论是以"神阙调控系统"为理论基础，强调从"调理脏腑入手"，主要治疗内因引起的疾病或久病及里的慢性病。该研究选取任脉、足阳明胃经及足少阴肾经的腹部穴位，旨在补益脾肾，濡养任脉气血，通过调节与眼相关的脏腑功能，达到濡养眼目的作用。在选穴方面，以中脘、关元为主穴，二穴是腹针中的天地针，具有培肾固本、益气健脾的作用；气海有益气补肾之功；天枢、下脘、水分可增强益气健脾之力；外陵、滑肉门作为腹四关，亦可调理脾气；同时下脘、商曲是腹针定位取穴"颈"的位置，可以疏通头部气血，九穴相合，共奏补益脾肾、活血化瘀之功，有助于眼部气血的荣养。

二、电针疗法

1.方法一

取穴：攒竹、丝竹空、太阳、四白、百会、风池、合谷、足三里、光明、三阴交、太冲。

操作方法：患者取仰卧位，全身放松。除百会外，均取双侧穴位。面部穴位采用0.30mm×25mm无菌针灸针针刺，其他穴位采用0.30mm×40mm无菌针灸针针刺。攒竹、太阳、四白、丝竹空，均直刺，进针后行快速捻转结合提插手法，眼球湿润为度。百会针刺得气后行捻转手法10s。其余穴位，得气后行平补平泻手法10s。双侧攒竹和太阳接电针，使用连续波，频率2Hz，电流大小1~2mA（以患者能耐受为度），留针30min。出针时按进针方向和角度缓慢将针拔出，并用无菌干棉球按压针孔片刻。

疗程：每周治疗3次，4周为1个疗程，共计12次。

疗效：电针治疗干眼的临床疗效优于0.1%玻璃酸钠滴眼液。电针可改善干眼患者主观症状，提高泪膜稳定性，增加泪液分泌量，改善角膜知觉和眼表损伤，提高患者生理职能，并缓解其焦虑情绪；在改善主观症状、提高泪膜稳定性、增加泪液分泌量方面，电针治疗优于0.1%玻璃酸钠滴眼液。电针对轻中度干眼患者的疗效优于重度干眼患者。

按语：该课题组自2003年开始开展针灸治疗干眼的临床研究，通过系列研究，形成针灸治疗干眼规范化操作技术文本，经临床验证疗效确切，并初步阐释了其免疫调节机制。针灸治疗时强调眼表为标、脏腑为本，以通窍活络、养阴润目、调理脏腑为治则，标本兼顾。在其形成的规范化针刺处方中，采用三部取穴（局部取穴、近部取穴和远部取穴相结合）组方，重视远近相配，手法以调理疏通为主，不强求补泻。①局部取穴：取攒竹、太阳、丝竹空、四白，均为眼周穴位，刺之能够疏通经络气血、通窍活络，刺激泪液分泌。②近部取穴：取百会、风池，刺百会能镇静安神、缓解患者焦虑情绪；刺风池能清肝明目、通络止痛，疏通头部气血。③远部取穴：取合谷、太冲、光明、足三里、三阴交。取合谷、太冲阴阳经穴相配，上下呼应，气血阴阳脏腑同调，共奏补气益血、通经活络、清热利湿、补肝益肾之功效；光明为胆经络穴，善治一切目疾；足三里、三阴交，两穴相配，能补脾胃、益肝肾、调气血、安神志，与合谷、太冲共用，能加强调理气血阴阳脏腑的功效。采用随机对照的临床研究方法，与人工泪液聚乙二醇滴眼液作对照，观察该处方针刺治疗干眼的疗效，结果发现针刺能改善干眼患者的症状，提高泪液分泌量，延长TBUT，改善患者的生活健康状况及焦虑情绪。

在单纯针刺的基础上，该课题组进一步加用电针治疗并开展随机对照临床研究，发现电针（双侧攒竹和太阳接电针，连续波，频率2Hz）治疗干眼的临床疗效，优于人工泪液（0.1%玻璃酸钠滴眼液）滴眼，也优于单纯针刺治疗。对连续波不同频率电针治疗干眼的疗效开展对比研究，发现单纯针刺、2Hz电针、100Hz电针治疗干眼均疗效确切，能够显著降低干眼患者眼表疾病指数，改善干眼患者临床症状。单纯针刺、2Hz电针、100Hz电针均能提高干眼患者泪液分泌量，延长TBUT，在提高泪液分泌量方面，2Hz电针、100Hz电针治疗均优于单纯针刺治疗；在延长TBUT方面，100Hz电针治疗分别优于单纯针刺和2Hz电针治疗。单纯针刺、2Hz电针、100Hz电针治疗对干眼患者角膜损伤、角膜知觉减退均有一定的改善作用，在提高干眼患者角膜知觉方面，2Hz电针优于单纯针刺及100Hz电针治疗。单纯针刺、2Hz电针、100Hz电针治疗均能够提高干眼患者的生活健康质量，改善干眼患者的焦虑情绪；100Hz电针还能明显改善干眼患者的抑郁状态。临床可根据患者的症状不同，而优选不同频率的电针给予治疗。

2.方法二

取穴：太阳、承泣、睛明、攒竹、球后、列缺、光明、太冲、太溪。

操作方法：患者取仰卧位，穴位消毒后，针刺上述穴位。球后、承泣直刺，不提插不捻转，余穴位均行提插捻转，平补平泻手法，以患者眼部有酸胀感为度。太阳、承泣连接电针，连续波，低频率电刺激，留针30min。

疗程：每日1次，10次为1个疗程，共治疗3个疗程。

疗效：治疗结束后即刻，电针治疗可改善干眼患者主观症状，在延长TBUT方面，电针治疗明显优于人工泪液治疗（均$P<0.05$）。治疗结束后3个月随访结果显示，电针治疗组患者的泪液分泌量较治疗前增加，TBUT较前延长，角膜上皮损伤程度较前减轻，且疗效优于人工泪液组，提示电针治疗对干眼患者长期疗效较好（均$P<0.05$）。

按语：该研究以人工泪液治疗为对照，证实了电针治疗干眼的短期疗效。并在治疗结束后3个月进行随访，证实了电针治疗干眼的远期疗效。对于干眼这类慢性疾病来说，临床研究中的随访十分重要，既能帮助研究者掌握完整的疾病发展情况及远期治疗效果，又能提升患者治疗的满意度，改善医患关系。在临床研究中随访的设计可根据病情传变情况，设置合理的随访时间。该研究采用电针刺激眼区穴位结合远端取穴。眼区穴位睛明、太阳、球后、攒竹、承泣为眼疾常用穴，共用可疏通经络、调和元府，以治其标。远端取穴以列缺通经活络利水；光明配太冲、太溪以滋补肝肾治其本。远近结合，标本同治，以达濡养眼目之效。但该研究方案中，在承泣穴处接电针，承泣穴位于眶内，在瞳孔直下、眼球与眶下缘之间，针刺该穴时要特别注意推开眼球、避开血管。电针持续刺激眶内穴位，易于引起局部出血、严重者会局部血肿，因此如非特殊需要，不建议在眶内穴位处使用电针。

三、艾灸疗法

1.雷火灸法

取穴：睛明、攒竹、鱼腰、四白、耳门、合谷等。

操作方法：患者取坐位，首先灸额头，左右往复2~3min，直至额头皮肤微红，注意艾条距前额2~3cm，防止烫伤。然后患者闭目，先将艾条缓慢平行移动，灸左右双眼约2min，至皮肤发热微红为度；再分别对双眼进行顺时针旋转灸，每只眼灸2~3min左右，注意艾条距离皮肤1~2cm；随后采用雀啄灸法对眼部睛明、攒竹、鱼腰、四白等穴位点灸，艾条近至患者感觉微烫时停留1~2min后移开，每穴各点15~20次，同时用拇指或食指指腹按揉穴位2~3次。最后轮换灸双耳，围绕耳郭旋转灸各2~3min，皮肤发热微红为度；再对准耳门、耳垂旋转灸各2~3min，皮肤发热微红为度；再对准耳门、耳垂及合谷穴进行雀啄灸各1min。整个灸疗过程约20min。

疗程：每日1次，治疗4周。

疗效：干眼患者治疗后各项主观症状评分均较前下降（*P*<0.05）。在观察的8项干眼症状中，干涩感、异物感、眼疲劳的效果最好，有效率分别为74.0%、65.6%、62.2%；烧灼感、眼红这两项症状的有效率最低，均为38.9%。治疗后的TBUT、角膜荧光染色评分及SIT结果均较治疗前改善（均*P*<0.05），3项检查的有效率分别为64.5%、42.2%、61.0%，且无不良反应。提示雷火灸对于有干涩感、异物感、眼疲劳3项为主的干眼疗效明显，而对于以烧灼感、眼红为主症的蒸发过强型干眼疗效欠佳。

按语：该研究采用前瞻性、多中心、自身对照的临床研究设计，仅采用自身前后对照，没有随机设立对照组是该试验的缺陷。但由于其治疗方法具有一定的特色，所以也对其具体操作方法进行了详细的摘录，以期为临床应用灸法治疗干眼提供一定的借鉴和参考。该研究对干眼主观症状的观察较为细致，干眼患者的症状繁多，对于临床中干涩感、异物感、眼疲劳3项症状为主的干眼可考虑试用该方法。雷火灸，是用中药粉末加上艾绒制成艾条，点燃后施灸于穴位上的一种灸法，已在临床广泛应用。在普通艾灸的温热刺激及光热辐射等作用的基础上，增加了中药的作用，其气味辛温走窜。雷火灸施灸于眼周等处，灸、穴、药三者协同，共达温经通络、舒经和脉、调和气血的作用，使眼部气血通畅，眼目得以濡养，从而改善干眼症状。该研究认为，相较于传统艾灸条，雷火灸条更为粗大易燃，火力与渗透力更强，见效速度更快。使用雷火灸治疗前，须排除禁忌证，包括：眼外伤、青光眼、眼底出血、鼻出血、发热、脑血管病急性期、高血压危象及早孕等。此外，由于该方法治疗干眼灸疗刺激的穴位多在头面部，头面部是人体阳气汇聚最为丰富的部位，长期艾灸头面部穴位，诸阳相叠，易于助热生火，火以降为顺，故临床应用时建议在此基础上加用涌泉穴艾灸，以引火下行，避免发生"口舌生疮，咽喉肿痛，目赤口干，头面汗出"等头面部"上火"的症状。

2.核桃壳眼镜灸法

取穴：眼部。

操作方法：①自制眼镜灸架：用细铁丝制成一副眼镜灸架，用医用胶布将其缠好，镜框外方用铁丝向内弯一个钩形，高约3cm，长约2.5cm，以备插艾段用。②准备核桃壳：干核桃1个，于中线剖开，去掉核桃仁，取壳备用（壳不可有裂缝）；取枸杞子、菊花各10g，用水煮开后，将备好的核桃壳放入浸泡30min，以药液渗入核桃壳为准（核桃壳可重复使用）。③施灸方法：患者取坐位，闭眼（取下眼镜及角膜接触镜），施灸前在患者胸前铺一白布，避免艾段脱落，取出泡好的核桃壳，填入适量枸杞子、菊花，套在眼镜架上。将2个直径2cm、长1.5cm的艾段，分别插在眼镜架两侧的钩上，从内侧点燃，给患者戴上眼镜架施灸，以灸后眼眶潮红、湿润为佳。每次灸3壮，约45min。

疗程：每周治疗3次，12次为1个疗程，共治疗1个疗程。

疗效：治疗后，经核桃壳眼镜灸法治疗的干眼患者OSDI及VAS均较治疗前降低、TBUT较治疗前增加（均$P<0.05$）。核桃壳眼镜灸可改善干眼患者的主观症状，延长TBUT；但相较于对照组（人工泪液组），以上各指标组间比较差异均无统计学意义（均$P>0.05$）。

按语：该研究试验设计较为规范，立论依据充分，随机方法描述明确。该研究的观察指标为主要结局指标OSDI和次要指标包括FL、TBUT、VAS及SIT。分别于基线期和治疗结束后即刻观察以上指标，并于治疗结束后1个月进行随访，观察OSDI及VAS，从而评价核桃壳眼镜灸对于干眼患者的近期及远期疗效。该研究设计合理，为较为规范的临床随机对照试验。核桃壳眼镜灸法属于器具灸，操作简便，通过温灸眼睛局部，刺激眼周穴位，促进眼周血液循环，以达行气活血、濡养眼目之效。核桃壳眼镜灸通过隔着潮湿的核桃壳及枸杞子、菊花进行艾灸，可以使艾灸的热度更为温和，提高了治疗的安全性。核桃壳亦为补肾之品，浸泡后配以潮湿的枸杞子与菊花作为间隔物艾灸，也可同时发挥药物的熏蒸作用，可以共奏补益肝肾、清利头目之效。核桃壳眼镜灸法在安全性方面较传统灸法高，可降低眼部烫伤、损伤的风险，且取材方便，操作简便，较适宜推广。核桃壳眼镜灸法不仅对干眼，对于视疲劳、青少年近视、年龄相关性黄斑变性、视神经萎缩等多种眼病也具有一定的治疗作用，可适用于多种眼病的治疗。

四、耳穴疗法

取穴：眼、屏间前、屏间后、肝、脾、肾、神门。

操作方法：在对耳穴进行常规消毒后，将带有磁珠的耳贴分别对准耳穴眼、屏间前、屏间后、肝、脾、肾、神门，按压贴实，并嘱咐患者每个耳穴按压30次，每天按压4遍（早晨、中午、晚上、睡前）。每次贴压单侧耳穴，双耳交替贴压，每隔3天更换1次。

疗程：1月为1个疗程，共治疗1个疗程。

疗效：选择近视SMILE术后干眼作为观察对象，对照组给予羧甲基纤维素钠滴眼液治疗；治疗组在对照组治疗的基础上，给予单侧耳穴压丸治疗。治疗组与对照组相比，两组患者在术后1周、术后1月TBUT变化值比较差异均有统计学意义（$P<0.05$）。提示耳穴压丸疗法可提高SMILE术后干眼患者TBUT，有助于眼表功能的修复。

按语：耳与十二经脉及五脏六腑有着密切的联系，《灵枢·口问》载"耳者，宗脉之所聚也"。耳穴理论认为耳郭与人体各部存在着联系，耳朵的表面包含了人体全身的投射区，如同一幅倒置的人体挂图。耳穴就是分布于耳郭上的穴位，也是反应点、刺激点。当人体内脏或躯体有病时，往往会在耳郭的一定部位出现局部反应，如压痛、结节、变色等，刺激这些反应点（耳穴），可以疏通经络、调节脏腑，防治疾病。该项试验研究选取耳穴眼、屏间前（又称目1）和屏间后（又称目2），属于按部取穴，直接针对病位，可以疏通眼部气血，起到濡养眼睛、调节眼睛功能状态、修复眼部损伤的作用。同时根据藏象辨证取穴原则，取肝、脾2个耳穴，以疏肝健脾，使气血津液化生充足、输布通畅，促进眼部荣养、防治眼睛干燥。肾主水，主津液，通过刺激肾穴，可以滋补肾水，肾水充足可以上荣于目，可以起到补充眼睛泪液的作用，从而缓解眼睛干燥的症状。另外配合神门，能镇静安神宁窍，可用于缓解患者术后的焦虑紧张情绪。诸穴合用，可以通经活络、明目润燥、安神荣窍，最终达到滋润眼睛的目的。耳穴疗法操作简便易行，疼痛感低，患者接受度高，相较于针灸而言，更易于推广，可在临床上作为针灸疗法的辅助方法。

五、揿针疗法

取穴：①攒竹、丝竹空、四白；②印堂、鱼腰、太阳。

操作：穴位消毒后，用镊子夹持一次性无菌揿针的胶布部分，将针尖瞄准穴位按下揿入皮肤，在皮肤上粘贴胶布，并用手指以患者能耐受的力量按揉埋针处约1min，以增强穴位刺激效果。每日按压3~4次，2次之间间隔4小时。每次留置2~3天后用镊子夹住胶布取出。每次埋针1组穴位，2组穴位交替贴压。

疗程：每周1次，2次为1个疗程，共治疗1个疗程。

疗效：该研究对比观察揿针结合人工泪液与单纯人工泪液治疗对干眼患者泪膜变化的影响。结果发现揿针结合人工泪液治疗可使干眼患者主观症状减轻，泪液分泌量增加，TBUT延长，角膜损伤程度减轻（均$P<0.05$），且在这些方面，揿针埋针结合人工泪液治疗的疗效均优于单纯人工泪液治疗（均$P<0.05$）。

按语：该研究选取穴位均为眼周穴位，有清热明目、通经活络之功，以达缓解眼部疲劳，促进气血循行，荣养眼目之效。揿针又称"埋针""皮内针"，可较长时间留置于穴位皮肤浅表处，对于穴位的刺激时间也较为持久。相较于针刺治疗而言，揿针创伤性更小。头面部穴位血管丰富，揿针可避免出血、血肿、淤青等不良反应，且具有操作简便的特点，更易于临床推广。对于临床惧怕针刺疗法的患者，可考虑应用揿针治疗。需要注意的是应用揿针后，患者要每日坚持按压，经常给予穴位按压刺激，才能获得更好的临床疗效。

六、鍉针疗法

取穴：上泪点、下泪点。

操作方法：患者取仰卧位，术者一手暴露上、下泪点，并固定眼睑，另一手之拇指、食指、中指持针柄，使钝圆、光滑的针头端软端垂直进入泪小点约1mm，继之使针顺应泪小管内壁方向向鼻侧轻轻推进，避免蛮力伤及泪道黏膜，进针约10mm，针头触及泪囊鼻侧壁止，上下泪点分别进针，患者闭目留针20min。（针具采用一次性灭菌毫针，规格：0.20mm×40mm，将针尖用细砂轮磨平，使其光滑、钝圆，裂隙灯显微镜下头端平滑，塑封灭菌备用。）

疗程：隔日1次，10次为1个疗程。

疗效：鍉针针刺能改善干眼患者的主观症状，增加泪液分泌量，延长

TBUT，修复角膜损伤，且其疗效优于普通针刺及人工泪液治疗（均 $P<0.01$）。

按语： 该研究设置两组对照组，分别为普通针刺组与人工泪液组。研究结果发现，鬃针针刺疗效优于普通针刺组与人工泪液组。鬃针作为一种特殊的针法，在针具制作及针刺操作上有一定难度，该研究者已获鬃针专利，且研究操作皆由高年资眼科医师完成。针刺时取上、下泪点，将鬃针缓缓推进泪小管中，直接作用于泪器系统，作用类似于西医治疗中的泪道冲洗，有疏通泪道的作用，其强烈的针感可刺激泪液分泌；同时可增加眼睑表面张力和睑缘紧张感，促进睑板腺油脂的排泄。相较于眼周穴位针刺治疗而言，该疗法可降低因针刺导致的眶内出血、血肿、淤青等风险，但操作时需注意避免损伤泪道黏膜。研究者认为，该疗法不需刺破皮肤，利用自然通道进针，对组织无创伤，简便实用，起效快，患者满意度高，值得临床推广。

七、刮痧疗法

取穴：睛明、攒竹、鱼腰、丝竹空、太阳、四白、百会、风池。

操作方法：操作者用面部玉石刮痧板按面部、眼部、颈侧、头部、颈后的顺序刮拭。①患者先取仰卧位，治疗前用温热毛巾敷于双目。②面部刮痧采用补法，按照前额、眼周、面部、下颌、鼻部、双耳的顺序轻柔刮拭，避免出痧，以微微潮红为度。③眼周刮痧时，对睛明、攒竹、鱼腰、丝竹空、太阳、四白采用垂直按揉法缓慢按揉，以患者出现酸胀并能耐受为度；之后以睛明为起点，分别沿眼眶上缘、眼眶下缘从内向外刮拭眼眶周围，采用补法，力度轻柔，动作缓慢，刮痧板与皮肤面的角度小于 $15°$。④嘱患者头部偏斜，以刮痧板宽部倾斜 $45°$ 轻微用力刮拭颈部侧面。⑤患者取坐位，采用平补平泻法刮拭头部。从中间向两边，依次刮拭督脉、膀胱经、胆经、三焦经，同时以刮痧板角部采用厉刮法垂直按揉头部百会、风池。⑥暴露颈部，以第1~7颈椎为中心由上向下刮拭，再由内向外刮拭两侧膀胱经及胆经。以上治疗结束后擦干多余刮痧油，注意避风保暖。每次15~20min。

疗程：每周治疗3次，6次为1个疗程。

疗效：刮痧治疗后，干眼患者的主观症状较前改善，泪液分泌量、TBUT较前增加，角膜损伤程度较前减轻，疗效优于对照组（人工泪液组）（均 $P<0.05$）。

按语： 刮痧疗法作为一种中医外治法，具有疏通经络、运行气血、散邪止痛等功效。刮痧通过对刮拭区皮肤及皮下组织的刺激，可以促进局部气血循行，有助于气血津液上达眼目，则眼目得以濡养滋润。另一方面刮痧可使局部皮肤腠理舒张，起到活血化瘀、调畅气机的作用。该研究局部取穴与远端（头颈部）配穴相结合，近治以通经活络，调畅局部气血，使气血津液上承，润养目珠；远端配穴以提升阳气，清利头目，促进头颈部气血循行。诸穴合用，共奏行气活血、濡养眼目之效。初次接受刮痧治疗的患者，需作必要的解释工作，消除患者的紧张心理。刮痧时应保持室内温度适宜，操作时用力要均匀，手法由轻到重，以患者能耐受为度。刮痧后，不要即刻食用生冷食物或洗冷水澡。有出血倾向者慎用刮痧。体表有破溃、疖肿、疮疡、斑疹、痣和不明原因包块处禁刮。

八、联合疗法

1.电针联合拔罐、耳穴

采用电针联合拔罐、耳穴综合辨证治疗。

针刺处方：攒竹、太阳、四白、丝竹空、百会、风池、合谷、足三里、光明、三阴交、太冲。除百会外，均取双侧穴位。

辨证处方：①邪热留恋证加曲池、内庭。耳穴取神门、肝、眼、屏间前、屏间后、耳尖、肺。拔罐取大椎、肺俞、肝俞。②肺阴不足证加太渊、太溪。耳穴取神门、肝、眼、屏间前、屏间后、肺、肾。拔罐取肺俞、肝俞、肾俞。③脾胃湿热证加脾俞、阴陵泉、内庭。耳穴取神门、肝、眼、屏间前、屏间后、脾、胃、耳尖。拔罐取大椎、肝俞、脾俞、胃俞。④肝肾阴虚证加肝俞、肾俞、太溪。耳穴取神门、肝、眼、屏间前、屏间后、肾、内分泌。拔罐取肝俞、肾俞。⑤气血亏虚证加中脘、气海。耳穴取神门、肝、眼、屏间前、屏间后、脾、胃。拔罐取肝俞、脾俞、肾俞。

操作方法：①患者取仰卧位。针具、穴位皮肤消毒后，太阳、攒竹、四白、丝竹空进针得气后，行快速捻转结合提插手法，以眼球湿润为度；百会得气后行捻转手法10s；其余穴位得气后行平补平泻手法10s。中脘、气海针刺得气后加用温针灸（2壮）。双侧攒竹和太阳接电针，使用连续波，频率2Hz，电流大小1~2mA（以患者能耐受为度）。上述各穴均留针30min。肝俞、脾俞、肾俞进针得气后，行平补平泻手法10s后出针，不留针。出针时，按进针方向和角度缓慢将针拔出，并用无菌干棉球按压针孔片刻。②患者俯卧位，暴露背部，留罐5min。③耳尖采用放血疗法，每次放血15~20滴。其他耳穴均采用磁珠贴压，嘱患者每天自行按压刺激4次（早晨、中午、傍晚、睡前），每穴每次按压20次。单耳贴压，双耳交替，每次治疗时更换。

疗程：每周治疗3次，4周为1个疗程。共治疗1个疗程。

疗效：采用随机对照的临床研究方法，与电针治疗作比较，观察电针联合拔罐、耳穴综合治疗干眼的临床疗效。结果发现综合疗法治疗1个疗程后，干眼患者OSDI、下睑板腺缺失率均较治疗前降低（均$P<0.05$），SIT、TBUT、CFS、角膜知觉、VAS均较治疗前有明显改善（均$P<0.01$）；两组治疗前后差值比较，差异均有统计学意义（均$P<0.01$），提示综合治疗（电针联合拔罐、耳穴综合辨证治疗）能进一步提高单纯电针治疗干眼的临床疗效。

按语： 该研究试验设计较为规范，立论依据充分。试验开始前，临床研究方案经伦理委员会审核通过。检测指标较为丰富，除OSDI、SIT、TBUT、CFS、VAS等常见干眼客观指标外，还检测了角膜知觉及睑板腺缺失率。证实了针灸综合治疗可促进干眼角膜神经修复，增加其敏感性；还可以促进睑板腺腺体修复。

该治疗方案的特色在于结合患者具体病情辨证配穴个体化治疗，同时结合拔罐、耳穴疗法延长针刺效应，以促进疗效的进一步提高。拔罐、耳穴疗法亦为辨证取穴。耳与十二经脉有着密切关系，《灵枢·口问》中载"耳者，宗脉之所聚也"，刺激耳穴有疏通眼部经络、运行气血的作用。拔罐所选穴位多为相关脏腑的背俞穴，以调补五脏六腑之气，疏通脏腑气血。多种疗法联合应用，标本兼治，使周身气血通畅、津液敷布正常，阴平阳秘，最终达到目不干涩、诸症消失之目的。

《灵枢·大惑论》言"五脏六腑之精气，皆上注于目而为之精。"《灵枢·五癃津液别篇》"五脏六腑之津液，尽上渗于目。"《灵枢·邪气脏腑病形》载"十二经脉，三百六十五络，其血气皆上于面而走空窍，其精阳气上走于目而为睛。"表明眼为周身经络所聚，受全身气血的滋养以能视万物。气血充足则目明润泽，气血不充则目眩干涩。干眼从其直接的病因而言是眼局部的津液不足，究其根本主要是六淫、七情内伤、饮食失宜、劳倦、外伤、衰老和其他因素等导致脏腑功能失调，津液化生不足或失于布散，导致目失濡养。因此，治疗时以通窍活络、养阴润目、调理脏腑为总治则，强调眼表为标、脏腑为本，标本兼顾进行处方配穴。

　　由于受用眼量、环境的影响较大，干眼易反复发作，治愈率不高。在临床诊疗时，除在基本处方的基础上，加强辨证取穴个体化治疗外，还应同时随症加减穴位，灵活运用，有助于尽快缓解患者的症状。如眼痒眼痛，根据《标幽赋》"眼痒眼痛，泻光明与地五"，加地五会；眼红，根据《灵枢·热病》"目中赤痛，从内眦始，取之阴跷"，加照海；眼面部浮肿，根据《针灸甲乙经》"面肿目痈，刺陷谷出血，立已"，加陷谷；视物模糊，根据《百症赋》"目觉䀮䀮，急取养老、天柱"，加养老、天柱；目眵多，流冷泪，根据《通玄指要赋》"眵䁾冷泪，临泣尤准"，加足临泣；眼目干涩难开，根据《杂病十一穴歌》"眼涩难开百病攻……风池合谷用针通；两手三间随后泻，三里兼之与太冲，各入五分于穴内，迎随得法有奇功"，加三间。

　　此外，还要重视伴随疾病的治疗，有助于干眼的较快缓解。如伴有失眠，可加用四神聪、神庭、本神，采用电针治疗；伴有颈椎病，可加用颈夹脊、大椎，电针治疗；伴有睑缘炎，可加用耳尖放血、大骨空（麦粒灸或火针）配合眼睑局部热敷；伴有眼睑痉挛，眼周穴位刺法可改为直刺得气后透刺留针，膈俞、肝俞、脾俞或同一水平线的夹脊穴针刺，得气后行平补平泻手法0.5min，不留针，并配合完骨穴位注射丹参注射液，两侧穴位每穴2mL。干眼后期部分患者会出现眼睑痉挛，较难治疗，需多种疗法坚持治疗，方能获效。还有一些患者角、结膜知觉减退明显，可于太阳穴位注射甲钴胺注射液，每穴0.5mL，以促进损伤神经的修复。

2.针药结合

　　采用针刺结合中药润目灵联合治疗。

　　针刺处方：睛明、攒竹、丝竹空、瞳子髎、太阳、合谷，均取双侧，平补平泻，得气后留针30min。

　　中药润目灵：鬼针草60g、菊花6g、枸杞子10g，上述药物均为配方颗粒，每次1袋。

　　疗程：针刺每周治疗3次，疗程4周；中药每日口服2次，疗程8周。

　　疗效：以水液缺乏型干眼为研究对象，560例患者采用区组随机方法分为润目灵组（170例）、润目灵联合针刺综合疗法组（169例）和右旋糖酐羟丙甲纤维素滴眼液组（221例），疗程均为8周，比较3组患者泪液分泌量、TBUT、角膜染色和症状积分变化情况。结果润目灵组和润目灵联合针刺综合疗法组在症状积分、证候显愈率以及总有效率方面均优于右旋糖酐羟丙甲纤维素滴眼液组（均 $P<0.05$），在增加泪量、延长 TBUT，减轻角膜病变和改善干眼症状方面都有一定的作用，综合疗法组疗效优于单纯润目灵。

按语：该研究为多中心大样本、随机对照临床试验，客观评价了润目灵联合针刺综合疗法治疗水液缺乏型干眼的临床疗效。试验设计合理、规范。该研究认为水液缺乏型干眼辨证多为肝肾不足、郁火上攻或血气瘀阻，故中药以清热养阴散瘀立法，以鬼针草、菊花、枸杞子组方"润目灵"治疗。鬼针草能清热解毒、消肿散瘀；菊花可疏风散热、平肝明目；枸杞子能滋补肝肾、养阴明目，三药合用，共奏清热散瘀、养阴润目之功。针灸取眼周穴位和远端合谷，有活血通络、行气养血的作用。两种方法综合治疗可以起到调理脏腑、疏通经络、养血润目、促进泪液分泌之作用。针灸临床中，对于轻度干眼可单纯采用针灸的方法就能获得较好的临床疗效，而对于中重度和（或）有显著脏腑功能紊乱的干眼，在针灸治疗的基础上配合中药治疗，能够进一步提高临床疗效。

九、小结

针灸治疗干眼的方法十分丰富，除文中介绍的针刺、电针、艾灸（雷火灸、核桃壳眼镜灸）、揿针、耳穴、刮痧、鬈针外，还可采用温针灸、梅花针、刺络拔罐、穴位敷贴、穴位注射等多种治疗方法，但部分方法因缺乏规范的随机对照试验而未一一介绍。针灸治疗干眼的临床研究文献中，以单纯针刺、针药结合、针灸结合、电针最为多见，多种方法联合治疗干眼在临床治疗中应用较多，疗效叠加，患者满意度也更高。由于干眼属于慢性病，症状多样，且在治疗过程中易于反复，临证之时需根据症状及病情轻重的变化，选用适合的刺灸方法或药物，灵活运用，才能取得较好的临床疗效。

针灸治疗干眼的临床研究文献虽然丰富，但仍存在一些不足之处，给针灸治疗干眼临床疗效的评价造成了某种程度的不确定性。

1.对照组设置

目前针灸治疗干眼的临床研究多选用治疗干眼公认有效的药物——人工泪液来作为对照治疗方法，以证实针灸治疗干眼的疗效，但鲜少有研究设置假针灸对照以排除针灸的安慰剂作用。且有文献显示，针灸疗法以非经非穴针刺作为对照，其疗效与单纯针刺相当。因此，在今后的临床研究中，建议更多地应用安慰针灸作为对照，以进一步确证针灸的临床疗效。

2.疗效评价

多数研究的疗效评价以患者主观症状的缓解程度为主，或自拟有效率、症状积分为评价标准，其影响因素较多，且非统一标准，疗效评价易产生偏倚。部分研究以国际公认眼科量表OSDI为主观症状的评价标准，并与SIT、TBUT、CFS等客观指标相结合，则更为综合、可靠。另一方面，主流的客观评价指标SIT与TBUT也仅能反映单一时间点的泪膜状态，易受环境、侵入性反射流泪等因素影响，在将来的研究中可更多引入角膜地形图、泪膜干涉仪等无创检查，更加动态、客观地反映泪膜和角膜情况。

3.随访跟踪

目前针灸治疗干眼的临床研究中，鲜少有研究在治疗结束后进行随访跟踪，观察针灸治疗干眼的长期疗效。对于干眼这类慢性疾病而言，针灸治疗的长期疗效可能是其疗效的优势和关键之处，可反映针灸疗效的稳定性。随访既能帮助研究者掌握完整的疾病发展情况，又能提升患者治疗的满意度。因此，在今后针灸治疗干眼的临床研究中，建议设置合适的随访时间，跟踪观察针灸治疗干眼的长期疗效。

4.安全性评价

针灸治疗干眼取穴多涉及头面部及眼周穴位，神经血管丰富，针刺治疗后有出血、血肿、淤青等风险，艾灸、拔罐治疗可能有烫伤、水泡等不良反应。目前针灸治疗干眼的临床研究中，提及安全性评价或不良反应的文献尚属少数。在证实针灸疗效的同时，明确该疗法的安全性同样十分重要。

继续开展针灸治疗干眼多中心、大样本、科学严谨的随机对照试验仍是今后临床工作的重点之一，是进一步证实针灸治疗干眼的疗效及安全性的重要方法。在此基础上，才能探索出疗效更确切、可行性更强的针灸方案，为临床针灸治疗干眼的实践提供可靠的指导和依据，使针灸治疗干眼的疗效得到普遍认可，从而进一步推动针灸疗法在干眼中的应用和推广。

大量临床研究表明针灸能改善干眼患者主观症状，提高泪液分泌量，延长TBUT，且安全、无明显不良反应，患者依从性较高，可作为干眼的常规治疗方法。同时机制研究方面也取得了较大进展，因此对针灸治疗干眼的作用机制作一全面总结，以期为临床针灸治疗干眼提供借鉴与思路。

第一节 改善眼表损伤

广义的眼表包括结膜、角膜、眼睑、泪器与泪道，其正常的结构和功能可维持泪膜的稳定性。稳定的泪膜不仅能保护和润滑眼表，还保证了视觉质量。在眼表，泪液经历不断分泌、吸收、蒸发和流失的过程，处于一种动态平衡，任一环节引起的泪液质、量和动力学异常可导致干眼。泪液稳态失衡是干眼发病的核心机制。

1.改善泪腺结构，促进泪液的合成和分泌

水液是泪膜的主体，主要由泪腺腺泡上皮细胞合成与分泌。针刺可即刻增加泪液的分泌量，以水液性泪液为主。在光镜下可观察到干眼模型兔腺泡内物质大量排空，腺泡上皮细胞萎缩，电镜下可见腺泡上皮细胞内有少量粗面内质网，胞浆较少。针刺或电针治疗后其腺体结构更加清晰，腺泡排空更明显，腺泡上皮细胞扩张，胞浆增多，胞内可见丰富的高尔基体，提示腺泡上皮细胞合成、分泌功能活跃，表明针刺或电针可显著改善泪腺形态，促进腺泡细胞的活动，增加水液性泪液的分泌。

2.修复角膜、结膜损伤，增加黏蛋白分泌

角膜、结膜上皮细胞和杯状细胞分泌的黏蛋白（mucin，MUC）具有高度亲水性和黏弹性，可稳定泪膜，维持黏膜屏障完整。MUC家族成员MUC5AC和MUC19为重要的成胶型MUC，在杯状细胞共表达，具有抗菌和清除病原体的作用。干眼可伴有角膜上皮细胞缺损、结膜杯状细胞丢失、鳞状上皮化生等眼表病理损伤，严重影响角膜、结膜分泌MUC的功能，导致眼表MUC5AC、MUC19表达降低。临床研究发现，针刺治疗后干眼患者泪液黏蛋白总量增加，特别是MUC5AC。动物实验发现针刺或电针可增加干眼模型兔结膜杯状细胞密度，减轻结膜鳞状上皮化生，修复角膜上皮细胞缺损，并提高角膜、结膜和泪液中MUC5AC及MUC19的表达，提示针刺或电针可能通过改善角、结膜病理损伤，增加黏蛋白分泌。

3.改善睑板腺萎缩，疏通睑板腺开口，促进脂质分泌

泪膜脂质来源于睑板腺分泌的睑脂，覆盖于泪膜最外层，有助于减少泪液蒸发。睑缘皮肤过度角化造成的睑板腺腺口堵塞可引起睑脂堆积和慢性炎症，导致睑板腺萎缩、缺失，阻碍脂质分泌。MGD被认为是引起蒸发过强型干眼的主要病因。针刺治疗后患者睑板腺分泌物排出较治疗前明显通畅，且分泌物变得清稀透亮，睑板腺功能得到改善，泪膜稳定性有所提高，泪膜脂质层厚度较前增加。研究者通过比较单纯针刺、温针灸和电针改善睑板腺功能的疗效发现，在攒竹和太阳行温针灸可降低睑板腺缺失率，疗效优于单纯针刺；而电针与温针灸在改善睑缘形态和睑板腺缺失方面的疗效无显著差异。MGD患者眼表温度降低，增加了睑脂的黏度，使得睑脂分泌不畅。艾条燃烧时产生的红外光辐射可穿透机体组织深达10mm，红外光能增加睑板腺腺泡直径及密度，降低炎症反应。艾灸时穴位及周围皮肤温度可达40℃以上，远高于睑脂熔点，可促进睑脂的熔化与流动。而电针的低频电脉冲能刺激腺体震动，也具有疏通腺体导管的作用。因此，温针、电针疗法的特殊光热生物效应和物理作用可能是改善睑板腺形态，疏通睑板腺开口的重要机制，有助于改善睑板腺功能。

第二节　调节眼表细胞凋亡与自噬

细胞凋亡是由基因控制的细胞自主、有序的死亡。眼表细胞的异常凋亡抑制了其正常功能，同时抑制了淋巴细胞的免疫功能，发生眼表免疫炎症反应，促进干眼发生发展。干眼模型兔泪腺导管及上皮细胞中的凋亡诱导因子Bax、Fas和FasL蛋白表达较正常组显著升高，凋亡抑制因子Bcl-2蛋白显著降低；针刺治疗后Bax、Fas和FasL蛋白表达显著减少，Bcl-2蛋白表达增加，提示针刺可抑制泪腺细胞凋亡。此外，电针治疗后干眼模型兔结膜细胞中Caspase-3和Fas蛋白表达较治疗前也显著降低，Bcl-2蛋白表达增加，提示电针还可抑制结膜细胞凋亡。以上研究表明，针刺或电针可能通过抑制结膜、泪腺细胞凋亡从而恢复眼表细胞正常功能，缓解干眼症状及病理损伤。

最近的研究发现自噬参与了干眼的发病。干眼角膜细胞自噬水平升高，激活细胞自噬可减轻角膜损伤，降低炎症因子表达，而抑制自噬可加重眼表损害，因此自噬可能是治疗干眼的新靶点。电针可促进干眼模型大鼠角膜、结膜组织自噬体形成，自噬相关蛋白微管相关蛋白1轻链3Ⅱ（microtubule-associated protein 1-linght chain 3Ⅱ，LC3Ⅱ）、Beclin-1的表达较模型组也显著上升，而选择性自噬接头蛋白p62表达较模型组显著降低，提示提高角膜、结膜细胞自噬水平可能是电针治疗干眼的机制之一。

第三节　免疫调节机制

免疫相关性炎症是干眼恶性循环的关键环节，干眼也被认为是一种由眼表免疫失衡导致的黏膜自身免疫性疾病。眼表高渗状态可破坏固有免疫系统的防御作用，激活炎症相关信号通路，启动适应性免疫反应，介导免疫炎症反应及组织损伤反复发作，导致干眼的发生发展。研究表明，针灸可调节泪液免疫相关蛋白表达，抑制眼表免疫细胞活化，通过调控免疫相关信号通路调节炎症因子、趋化因子及其受体、基质金属蛋白酶（matrix metalloproteinase，MMP）等的表达，从而抑制眼表免疫炎症反应，阻断恶性循环。

1.调节泪液免疫相关蛋白表达

泪液是眼表免疫系统的重要组成部分，泪液中除水液外还含有大量泪液蛋白，具有特异性和非特异性免疫功能。乳铁蛋白（lactoferrin，LF）是主要的泪液蛋白之一，在眼表抗菌及免疫调节中起重要作用，干眼患者泪液LF水平降低。早期研究显示针刺治疗前后患者泪液LF水平无显著变化，但近年来研究显示针刺后泪液LF水平显著升高，与动物实验结果一致，提示针刺可能通过提高

LF表达来抑制眼表炎症反应，需要进一步验证。

随着科学技术的发展，泪液蛋白质组学为研究针灸治疗干眼的作用机制提供了新技术新方法，如同位素相对和绝对定量（isobaric tags for relative and absolute quantification，iTRAQ），二维纳米液相色谱耦合串联质谱法（two-dimensional nano-liquid chromatography coupled with tandem mass spectrometry，2D Nano-LC-MS/MS）等，大大提高了检测的灵敏度和精确度。有研究应用传统的一维凝胶电泳，发现针刺可提高干眼模型兔泪液蛋白总含量，进一步应用iTRAQ标记联合2D Nano-LC-MS/MS技术证实，针刺后有13种泪液蛋白表达出现差异，大部分蛋白与免疫反应相关，如α-1抗胰凝乳蛋白酶、载脂蛋白、富含组氨酸糖蛋白、S100-A9蛋白等。另一项研究同样采用iTRAQ标记联合2D Nano-LC-MS/MS技术比较了针刺联合人工泪液治疗和单纯人工泪液治疗前后绝经后期干眼患者的泪液蛋白，共筛选出142个表达下调的蛋白和169个表达上调的蛋白。蛋白功能分析表明针刺联合人工泪液组患者泪液中免疫相关蛋白表达较单纯人工泪液组显著升高。以上蛋白质组学研究结果提示，针刺主要调节泪液免疫相关蛋白表达，其对眼表免疫的调节可能是重要的作用机制。

2.抑制眼表免疫细胞活化

眼表具有多种常驻型免疫细胞，如IgA型浆细胞、T淋巴细胞、巨噬细胞、朗格汉斯细胞（langerhans cell，LC）、中性粒细胞等，在眼表共同发挥免疫防御功能。在高渗透压、干燥应力的诱导下，多种眼表免疫细胞发生异常趋化和活化，眼表免疫状态失衡。在光镜下，干眼模型兔泪腺和角膜中存在大量淋巴细胞浸润，腺体间质可见散在浆细胞、巨噬细胞和中性粒细胞。角膜共聚焦显微镜显示基质层LC增多且排列紊乱。电针或针刺治疗后腺体间质无明显淋巴细胞和浆细胞浸润，未见小灶性聚集及淋巴滤泡形成，LC显著减少，表明眼表免疫炎症反应减轻，提示电针或针刺可有效抑制多种免疫细胞的异常趋化和活化，调节眼表免疫。

3.调节免疫相关细胞因子表达

免疫相关性炎症在干眼致病中的作用已达成普遍共识。各种细胞因子既是启动眼表免疫反应的驱动因素也是造成眼表损伤的重要效应因子。有研究应用蛋白芯片对比电针和单纯针刺治疗后有效病例、无效病例的结膜细胞因子的异同，结果表明电针可调控单核细胞趋化蛋白1、巨噬细胞集落刺激因子、基质金属蛋白酶组织抑制因子1、趋化因子RANTES的异常表达。其中趋化因子

RANTES、基质金属蛋白酶组织抑制因子1分别与SIT、TBUT呈负相关，电针治疗后两者表达显著下调，表明电针可能通过抑制T细胞趋化性提高SIT，通过调节细胞外基质代谢平衡延长TBUT。其他研究表明，针刺治疗后干眼患者泪液中TNF-α、白细胞介素（interleukin, IL）-1、IL-4、IL-6、CXC趋化因子受体3（CXC chemokine receptor 3, CXCR3）、CXC趋化因子配体10（CXC chemokine ligand 10, CXCL10）的表达显著降低。针刺、电针可下调干眼模型大鼠或兔眼表组织中转化生长因子-β1（transforming growth factor-β1, TGF-β1）、TNF-α、IL-6、主要组织相容性复合体（major histocompatibility complex-Ⅱ, MHC-Ⅱ）、IL-1β、IL-18的表达。CXCR3是Th1细胞趋化因子受体，可与配体CXCL10共同诱导干眼免疫炎症，而TNF-α是Th1细胞的效应因子，可促进炎症反应；MHC-Ⅱ可激活抗原呈递，反映眼表免疫激活，其他细胞因子亦与干眼免疫炎症反应密切相关。因此，针刺、电针可能通过调控眼表免疫相关细胞因子的表达抑制免疫炎症反应。

此外，针刺对干眼患者血清炎症因子也有调节作用，可降低血清TGF-β、TNF-α、IL-1表达。可见，针刺不仅能调控眼表局部免疫相关细胞因子的表达，还可能通过调节机体免疫功能抑制干眼局部免疫炎症反应。

4.调控免疫相关信号通路

在针灸调节免疫相关细胞因子表达的基础上，研究者进一步发现针灸对免疫相关信号通路具有调控作用。电针可显著降低干眼模型兔结膜、泪腺组织中Toll样受体（toll-like receptor, TLR）1/2/4/6的表达，降低核因子κB（nuclear factor-kappaB, NF-κB）信号通路上游蛋白募集髓样分化因子88（myeloid differentiation primary response protein 88, MyD88）、含Toll白细胞介素-1受体域衔接蛋白（Toll/interleukin-1 receptor domain-containing adaptor protein, TIRAP）、IL-1受体相关丝氨酸/苏氨酸蛋白激酶（interleukin-1 receptor-associated kinase, IRAK）及下游NF-κB p65蛋白的表达，提示电针可能通过抑制TLRs/NF-κB信号传导通路发挥免疫调节作用。活性氧（reactive oxygen species, ROS）/NOD样受体蛋白3（NOD-like receptor pyrin domain containing 3, NLRP3）炎症小体信号通路在干眼固有免疫中担任重要作用。ROS的激活可使硫氧还蛋白（thioredoxin, TRX）释放硫氧还蛋白互作蛋白（thioredoxin-interacting protein, TXNIP），游离的TXNIP与NLRP3绑定并促进炎症小体合成，释放下游炎症因子。电针治疗后，干眼模型大鼠角膜和结膜组织中ROS含量显著降低，TXNIP、TRX、含BRCA1/BRCA2复合体36亚基（BRCA1/BRCA2-containing complex subunit 36, BRCC36）、NLRP3炎症小体及下游炎症因子IL-1β、IL-18表达显著降低，提示抑制ROS/TXNIP/NLRP3通路活化可能是电针治疗干眼的抗炎免疫调节机制。可见，电针可能通过调控多条免疫相关信号通路抑制干眼眼表免疫炎症反应。

第四节　神经调节机制

泪腺腺泡、导管、肌上皮细胞和血管附近有大量副交感神经，副交感神经末梢释放血管活性肠肽（vasoactive intestinal peptide，VIP）、乙酰胆碱（acetylcholine，ACh）等神经递质。VIP、Ach均为促进泪腺分泌水和离子的有效刺激因子。针刺或电针后干眼模型兔泪腺组织VIP、ACh浓度较模型组明显增高，且治疗后泪液量分泌作用时间较长，提示针刺或电针可提高VIP、Ach，可能通过神经调节促进泪液分泌。动物实验中，电针治疗后干眼模型兔泪腺Ach、毒蕈碱乙酰胆碱受体m3（muscarinic acetylcholine receptor m3，M3 AChR）表达显著升高，p44/p42丝裂原活化蛋白激酶（mitogen-activated protein kinase，MAPK）表达显著降低。Ach可与胆碱能受体结合形成M3 AChR，激活胆碱能信号通路，而MAPK信号通路的激活参与干眼免疫炎症的发生发展，抑制该信号通路可减轻炎症反应，产生神经保护效应。因此电针可能通过调控MAPK信号通路，促进Ach分泌，发挥神经免疫调节作用。此外，两面神激酶（janus kinase 2，JAK2）/信号转导和转录激活因子3（signal transducer and activator of transcription 3，STAT3）信号通路也是重要的神经免疫调节通路。针刺治疗后干眼模型兔泪腺ACh、α7烟碱型ACh受体（nicotinic acetylcholine receptors，nAChR）、JAK2、STAT3表达均显著升高，提示针刺可能通过上调Ach和α7 nAChR表达，激活其介导的JAK2/STAT3信号传导通路，进行神经免疫调节。

第五节　性激素调节机制

眼是性激素作用的靶器官，在泪腺、睑板腺、结膜、角膜组织中存在雄激素受体和雌激素受体。性激素水平失调可引起眼表免疫失衡或直接造成眼表组织、细胞的病变和功能障碍，导致干眼的发生发展。雄激素水平降低可造成睑板腺、泪腺上皮细胞萎缩及功能减退，同时引发免疫炎症反应，与干眼发病关系较为明确。多项研究表明，针刺可显著升高干眼患者血清睾酮含量，提示针刺可升高雄激素水平，以缓解眼表损伤。雌二醇（estradio，E2）水平受下丘脑-垂体轴的调节，其升高和降低都会降低雄激素的生物利用度从而导致干眼。在不同研究中，针刺对干眼患者血清E2的调节作用存在差异。围绝经期干眼患者血清E2水平降低，促卵泡激素（follicle-stimulating hormone，FSH）和促黄体生成激素（leuteinizing hormone，LH）水平升高，针刺可显著升高血清E2水平，降低FSH和LH水平。但对于干眼患者（年龄43~62岁，性别不限），针刺治疗后血清E2反而降低。虽然雌二醇在干眼发病机制中的作用尚不明确，但针刺上调雄激素水平作用确切，可通过调节机体雄激素水平，改善干眼症状。

　　针灸治疗干眼疗效确切，虽然目前其作用机制尚未完全阐明，但现有研究显示针灸的作用机制是多靶点且复杂的，可通过改善眼表结构及功能异常、调控眼表细胞凋亡与自噬、抑制全身及眼表免疫炎症反应、促进神经递质分泌、神经调节和性激素调节多个方面，促进泪液合成与分泌，修复眼表损伤，恢复泪膜稳态，从多个环节入手遏制干眼发病机制的恶性循环。免疫调节是针灸治疗干眼的重要机制，以整体性和双向性为特点。已有的研究主要集中在针灸调控炎症因子表达上，对免疫细胞功能和炎症相关信号通路的研究较为粗浅。根据本文所述，针灸同时具有免疫调节、神经调节和性激素调节作用，但三者之间的联系尚不明确。未来，在深入研究针灸3种调节机制的基础上可着眼于针灸对神经-免疫-内分泌网络的调控机制，进一步探讨其整体效应。此外，作为近年来的研究热点，自噬与免疫、神经损伤相关，但在干眼发病机制中的研究尚处于起步阶段。多项研究表明针灸对于自噬具有一定的调节作用。初步研究发现电针可提高干眼眼表细胞自噬水平，进一步研究针灸调节自噬对眼表炎症、神经损伤的作用将对阐释干眼发病机制，发现治疗新靶点具有重要意义。

第七章
特殊人群干眼的防治

第一节　儿童干眼

一、儿童干眼的病因

　　干眼不仅会发生在成年人的身上，很多儿童也会受到干眼的侵害。随着科技的发展，越来越多的电子产品出现在我们的生活中，很多成年人会长时间使用手机、电脑，同时很多儿童也痴迷于手机、电脑等各种电子产品的使用。长时间注视电子屏幕，聚精会神，瞬目次数会减少，导致泪液蒸发加快、脂质分泌减少、泪液渗透压升高，易于发生干眼。儿童视觉发育尚不成熟，自我约束力欠佳，经常长时间看手机、电视或打电子游戏，导致儿童干眼的发病率逐年提升。有研究表明，学龄期儿童存在干眼的易患因素，如智能手机使用时间过长和户外活动时间过短，部分发达国家儿童的视频终端使用率目前已高达89.9%。

　　环境因素与儿童干眼的发生有较为密切的关系。儿童处于烟尘环境或被动吸烟，或者空气污染时的有害物质也会导致和加重干眼。眼睛是人体直接接触外界的器官之一，易受其影响。环境中细小的颗粒可以导致结膜上皮细胞凋亡和杯状细胞发育不全。此外，由于儿童缺乏正确地描述自己眼部主观症状的表达能力且不能很好地配合临床检查，儿童干眼常常容易被忽视。

　　儿童高发的眼病，可能会伴发干眼。如儿童慢性结膜炎和角膜炎的炎症过程，可能会造成结膜和角膜上皮及结膜杯状细胞损伤，引起黏蛋白层缺乏，导致眼表干眼的发生。儿童睑缘炎发病较为常见，通常可引起睑板腺功能异常，导致睑板腺分泌睑脂的质与量异常，从而降低泪膜稳定性，同时伴随炎症因子增加及泪液渗透压增高，导致干眼发病。睑腺炎是化脓性细菌侵入眼睑腺体引起的一种急性炎症，也是儿童常见的眼睑疾病之一。睑腺炎患儿易并发眼表疾病，医生应及时关注睑腺炎患儿睑板腺形态及功能状态，避免发生更为严重的眼表疾病。除了这些疾病会导致干眼症状之外，治疗这些疾病最常见的滴眼药物中多含有防腐剂等物质，长期使用反而会引起干眼症状的加重。

随着儿童近视人数的上升，配戴角膜接触镜而导致干眼的儿童数量也逐渐增多。调查发现，配戴角膜接触镜儿童的干眼发病率约为4.3%，分析可能与角膜接触镜的保存液和镜片对眼部的磨损相关。有临床研究对配戴软性角膜接触镜、硬性透气镜片和过夜角膜塑形镜的患儿分别进行相关检查后发现，戴镜者最常见的并发症是干眼。研究发现长期戴镜可导致角膜上皮细胞的神经末梢敏感度降低，角膜知觉反应迟钝，反射性瞬目及泪液分泌减少，蒸发速度加快。角膜接触镜可能会破坏泪液和正常组织结构的稳定性，影响眼表组织，导致其厚度变薄；此外如果儿童在配戴软性角膜接触镜时不注意卫生，可能会导致感染，使泪液中的炎症因子表达增加，长期持续的低水平炎症刺激会导致干眼的发生。

偏食、厌食等不良饮食习惯在干眼儿童中表现最为明显，最常见的是缺乏维生素A，而维生素A对于维持正常的视觉功能是必不可少的。儿童偏食可引起维生素A的缺乏。结膜上皮细胞对维生素A缺乏较敏感，维生素A稍降低即可出现结膜上皮细胞鳞状增生，结膜杯状细胞减少或消失，导致黏液分泌减少，泪膜黏液层形成受阻，或黏液不足以覆盖脂质层，导致泪膜过早破裂而引起干眼。

二、儿童干眼的防治

儿童干眼治疗注意合理用药，避免对视力及发育造成不良影响。人工泪液是常用的干眼治疗药物，其中玻璃酸钠滴眼液的主要成分为高分子多糖体，广泛存在于人体内的眼玻璃体、房水、关节滑膜液等组织中，起到润滑、保湿等作用。补充人工泪液是治疗儿童干眼的常用方法，玻璃酸钠滴眼液中含有的天然高分子线性多糖，能够同纤维连接蛋白结合，对角膜上皮细胞连接、伸展产生促进作用，从而改善症状。而如果是因药物、配戴角膜接触镜、眼部感染等导致的干眼症状，将原因消除后可显著缓解症状。治疗睑缘炎患儿采用环孢霉素等抗炎药，有助于泪腺、结膜以及睑板腺管炎症的缓解。但部分患儿存在用药时易流泪、躁动等问题，治疗依从性较差，可能会使滴眼液在结膜囊内停留时间变短，影响整体疗效。

部分儿童对西医治疗依从性较差，不能很好地配合用药。同时，药物治疗只能缓解症状，难以治愈干眼。而针灸治疗能够刺激泪腺分泌，修复损伤的眼表组织细胞，有可能从根本上治愈干眼，因此选用安全、无痛的中医外治法可减少患儿的恐惧心理，提高疗效。可选择雷火灸作为治疗方法，在通风良好且有排烟装置的治疗室内，熏灸双侧睛明、攒竹、鱼腰、太阳、四白、合谷等穴。也可应用耳穴贴压法，选取肝、胆、脾、肾、眼、内分泌等耳穴，将王不留行籽贴压在选好的耳穴上，指导患儿或家长每日轻柔按压耳穴，使患儿耳部出现微热、酸胀感，每次3~5min，每天3次，连续贴压2周，每周更换1次耳贴。

此外，可定期对患儿实施眼部热敷、睑板腺按摩等。通过热敷及清洗睑缘，可维持睑缘、睑板腺管的通畅，促使脂质分泌，稳定泪膜。还可以给予患儿中药熏蒸，利用药水蒸气的热量刺激眼表，促进睑板腺脂质的流动；同时也有助于促进眼睑、结膜血液及淋巴液循环，有利于睑板腺功能的恢复。总之，尽量选择低刺激、儿童易于接受的治疗方法。

儿童群体的特殊性增加了儿童干眼诊治的难度。针对病因治疗儿童干眼十分重要，若与使用视频终端相关，则应调整使用时间，少用或暂时不用；与烟尘等环境因素相关，要避免接触或改善环境；若合并全身疾病，在予以局部对症治疗的同时结合专科诊治，并定期随访等。

应加强对儿童干眼的重视，注重早期预防。家长和学校老师要积极限定儿童接触视频终端的时间，合理控制，耐心引导。平时嘱咐儿童养成健康用眼的习惯，如有意识地多眨眼，可以放松睫状肌，滋润眼球。隐形眼镜配戴者应尽可能缩短配戴时间，疾病恢复期间可调整为框架眼镜。同时，鼓励儿童多在户外活动，经常进行一些户外运动，有助于预防儿童干眼的发生。

第二节 孕产妇干眼

一、孕产妇干眼的原因

孕产妇干眼主要在激素水平发生改变时表现出来。干眼在女性孕期较为常见，还可能发生在产后、哺乳期、服用避孕药期间或绝经之后。妊娠期间，雌激素、孕激素水平会逐渐升高，并在妊娠后期达到最高水平。待胎盘娩出后，体内激素水平会急剧下降。这些激素的生理作用经常会影响其他器官组织，包括眼睛及其附属器。由于性激素受体广泛存在于眼表上，性激素通过受体调节眼部结构和功能，如组织形态、基因表达、蛋白合成、泪腺分泌、脂质合成、黏液分泌、泪膜稳定性、眨眼频率及免疫功能等。大多数孕妇因受激素水平变化的影响，泪液中的水分比较容易蒸发，泪液会变得比较稠，保护眼表角膜和结膜的功能也会变弱。产后妇女激素水平则处于一个极其不稳定的阶段，激素水平的波动会影响到泪腺的功能，进而影响泪液的正常分泌，泪液分泌异常会造成眼球表面的泪膜质量变差，易于发生干眼。

此外，睡眠不足也会促进孕产妇干眼的发生或加重干眼的症状。有研究表明睡眠减少会引起交感神经兴奋以及醛固酮激素降低，导致泪液分泌不足，影响体内雄激素的水平，眼部炎症反应增加，导致睑板腺功能障碍。孕期女性由于胎儿压迫或者体位改变容易引起睡眠不良，而产妇由于需要哺乳喂养或者自己身体状况等因素的影响，常常处在睡眠不足或质量不佳状态。此外，在孕产期大多数女性户外活动减少，长时间处于空调环境中，或者频繁使用手机，更容易出现干眼症状。

中医认为女性以血为本，在孕期由于要供养母体和胎儿双方，机体常处于气血偏虚弱的状态，后经过生产及产后气血消耗更多，气血较常人虚弱，眼部失去濡养更易引发干眼。《审视瑶函》中载"盖产则百脉皆动，气血俱伤，大虚而不足。故邪得以易乘，肝部发生之气甚弱，血少而胆失滋养，精汁少则目中精膏气液皆失化源，所以目病者多。"研究发现，产后干眼患者的中医证型以肝经郁热证为主，病因病机主要为肝郁血虚，患者干眼的自觉严重程度与产后抑郁及睡眠时间有一定相关性。

二、孕产妇干眼的防治

要重视孕产妇心理卫生的咨询和指导，对既往有产后抑郁史或家族史的孕产妇进行监测和必要的干预。另外，怀孕期间和产后一定要注意保证充足的睡眠，多休息。保持良好的用眼习惯，避免过度用眼，尽量少用手机、电脑，尽量不要眼部化妆，少戴隐形眼镜。注意避免吹风，避免阳光直射眼睛，出门时戴上墨镜，平时可进行眼部热敷，都对眼睛有一定的保护作用。出现干眼症状的时候，及时到医院诊治。要鼓励孕妇及其丈夫一起学习妊娠和分娩的相关知识，了解分娩过程及分娩时的放松技巧，消除其对分娩不了解而产生的紧张、恐惧等消极情绪。鉴于女性产后不适于做剧烈的运动，可适当做一些放松的活动来避免干眼的发生，例如深呼吸、散步、打坐、冥想平静的画面、听舒缓优美的音乐等。

与怀孕有关的干眼大多会在生产后逐渐消失。如果平时干眼症状比较明显，可以在医生的指导下用滴眼液或眼药膏治疗，主要包括局部应用人工泪液及抗炎药物等。在怀孕期间切记不要乱服用偏方以及药物，以免影响胎儿出现一些不健康的问题。另外，平时在饮食中，可多吃一些有助于眼部营养的蔬菜水果，如胡萝卜、菠菜、玉米、黄瓜、蓝莓、葡萄、橘子、香蕉等。

第三节　围绝经期妇女干眼

一、围绝经期妇女干眼的原因

围绝经期女性是干眼的高发人群，国内相关临床统计发现围绝经期女性干眼发病率接近89.5%。围绝经期女性卵巢功能减退，雌激素、孕激素和雄激素等性激素水平降低，性激素调节失衡，通过眼表性激素受体介导影响了泪膜的结构和功能，从而产生一系列眼表组织的病理改变，导致泪液分泌量及其成分改变，继而发生干眼。中医认为妇女在绝经前后肾气渐亏，冲任二脉虚衰，天癸渐竭，月经将断甚至绝经，阴阳二气不平衡，脏腑气血不协调，而出现包括干眼在内的一系列证候。眼是性激素作用的重要靶器官，雌、雄激素等受体广泛存在于人的泪腺、睑板腺、角膜等眼表组织中。性激素调节机体全身和局部的免疫功能，调控泪腺和睑板腺的分化、发育及分泌。围绝经期妇女由于性激素紊乱，泪腺及眼表组织免疫失衡，眼表促炎因子增加、炎症细胞浸润，从而容易引起干眼的发病。

围绝经期妇女的心理健康状况处于较低水平。围绝经期综合征心理疾病的发病率和严重程度与神经内分泌免疫因素、人格特征、工作环境、社会人际关系、家庭支持、文化程度等有关。围绝经期是女性发生情绪障碍、睡眠障碍的高发阶段，两者之间相互影响关联，常常使患者陷入一种恶性循环。此外，目前虽然尚无明确临床证据证实心理疾病用药与干眼发病的相关性，但长期的服药史及与药物有关的各类不良反应，疾病本身带来的机体不适感，均会给患者造成不同程度的心理及生活负担。患者对疾病的认知程度使其心理失衡，内分泌失调，可引发睑板腺功能障碍，从而导致干眼的产生。

二、围绝经期妇女干眼的防治

西医学多采用激素替代疗法治疗围绝经期干眼，可以提高患者泪量和TBUT。适量雄激素可以改善围绝经期干眼患者泪腺、睑板腺的分泌情况，对干眼有一定疗效。然而激素的治疗存在着较多的禁忌证，还有一定的不良反应和危险性，如雌激素引起子宫内膜病变、雄激素引起女性男性化等。所以在此基础上，围绝经期干眼治疗除了局部药物治疗、湿房镜及角膜接触镜、硅胶眼罩、泪道栓塞、睑板腺按摩等常规治疗外，针灸及中药调理更能体现优势，更有助于针对围绝经期干眼这一特殊群体的病因进行治疗。此外，对围绝经期干眼患者的心理疏导和调护也十分重要。

围绝经期干眼核心病机在于肾虚，围绝经期妇女出现的一系列临床表现多由肾气亏虚，天癸衰少，机体阴阳失衡，心、肝、脾等多脏腑功能紊乱所致。治疗围绝经期干眼要注重培补肾气，调理脏腑。近年来，应用针刺疗法治疗围绝经期干眼日益增多，针灸疗法治疗围绝经期干眼具有补肾益气、平衡阴阳、调理脏腑经络的作用，能够促使气血津液上输目窍，目窍得养，则干眼症状得到改善。研究发现针灸对围绝经期干眼患者眼部症状有明显的改善作用，不仅能延长TBUT、增加泪液分泌量、降低角膜荧光素染色值，还能调节血清雌二醇、促卵泡激素、促黄体生成激素等水平。

此外还可以采用中药内服外用相结合的方法来进行治疗。在辨证用药内服治疗的基础上，可同时采用局部中药热敷或熏蒸等，来缓解围绝经期干眼患者的不适症状。如采用中药菊花10g、鱼腥草10g、白芍10g、蝉蜕10g、柴胡10g、牡丹皮10g，煎汤取汁，至温度不烫手时浸泡纱布。让患者平卧或者仰坐，热敷患者双眼，当患者感到温度下降时更换药纱，持续20min。此外，患者在工作、生活中应注意适度用眼，平时多食富含维生素A、B、C、E的蔬菜水果。

第四节　老年人干眼

一、老年人干眼的原因

老年人干眼的患病率明显高于成年和少年，并且以女性居多。女性绝经后逐步步入老年，卵巢分泌功能不断减退，卵巢逐步萎缩，极易导致睑板腺和蔡氏腺分泌活动减弱，从而出现泪膜脂质成分减少而引起的泪液蒸发过快。多数老年人由于衰老和雄激素水平的紊乱会引起睑缘和泪液中脂质的缺乏，从而出现干眼等一系列症状，并且可能会导致阻塞性睑板腺功能障碍的发生。此外，70岁以上的老年人泪腺、唾液腺的分泌功能呈退行性变化趋势，更加容易出现泪液生成不足型干眼。

眼部各类疾病尤其是各种因素引起的眼部炎症都可能参与干眼的形成。随着年龄的增加，老年人会患上很多的疾病，眼科疾病是老年人比较常见的疾病，如白内障、青光眼、黄斑变性、糖尿病视网膜病变、老花眼等。眼科几乎所有手术如白内障手术、青光眼手术、玻璃体切割手术、准分子激光手术等，均可以引起泪膜不稳定，造成术后干眼。尤其是近年来白内障手术的普及，术后干眼的老年人群不断增多。此外，很多老年人本身的生理状态改变如容易下睑结膜松弛，堆积在下穹窿刺激眼表，形成干眼。

老年人是高血压、高脂血症、糖尿病以及部分精神疾病，如抑郁、焦虑等的高危人群，而研究证实长期应用抗高血压及抗抑郁药物可致泪液分泌减少。一项基于人群的横断面调查研究显示社区居住的老年人口中抑郁与干眼之间的关联十分紧密。人类角膜中的感觉神经对于营养角膜、维持角膜上皮的完整性、刺激泪液分泌和调节瞬目反射发挥着重要作用。而糖尿病能引起角膜神经的分布、形态和结构发生改变，使神经纤维脱髓鞘、变性，从而引起神经传导速度下降和角膜知觉的减退，最终导致泪液分泌减少，蒸发过快，形成或加重干眼。有些老年人在患干眼的同时，如果伴有自身免疫性疾病或糖尿病等，就会引起泪腺、唾液腺的腺体发生免疫炎性改变，加之腺体退行性萎缩，导致腺体分泌泪液功能下降，加重干眼的严重程度。还有的老年人因轻度白内障，或伴屈光不正，或长时间用电脑、手机阅读等因素，引起眼表的瞬目（眨眼）减少，泪液蒸发过快，泪膜稳定性进一步受损，加重干眼症状。一些免疫系统疾病，如干燥综合征、类风湿关节炎、红斑狼疮等，也会影响泪膜的分泌、分布，引发干眼。国外有研究发现包括帕金森病在内的一些神经系统疾病及酒渣鼻、黏膜类天疱疮等皮肤病都易导致干眼或加重干眼症状，推测可能与疾病治疗用药有关。因此对于伴发与干眼病情相关的全身基础疾病的老年患者，应充分考虑全身基础疾病的影响，必要时调整用药方案以提高治疗效果。

二、老年人干眼的防治

1.药物疗法

目前临床治疗干眼应用较为广泛的是人工泪液，其主要发挥湿润眼表，促进角膜上皮修复，营养神经等作用。人工泪液在治疗老年人干眼中应用比较广泛。症状较轻的老年人可以选择黏稠度低的人工泪液，比较严重的可以选择黏稠度高的滴眼；需要注意的是眼表有炎症或者角膜有损伤的患者尽量不要选择含防腐剂的人工泪液。此外，可以使用抗炎药物。由于干眼眼表炎症属于非感染性的免疫相关炎症，针对此类炎症可予以糖皮质激素、非甾体类抗生素、环孢霉素A等。但大多数此类药物仅用于缓解症状。在老年人群中，此类药物都不适宜长期使用。

2.物理治疗

患干眼的老年人大多有睑板腺功能障碍。针对睑板腺功能障碍的老年患者，可以通过清洁、热敷、按摩来改善睑板腺功能。首先可以用溶解油脂的眼睑清洁产品清洁眼睑，减少对睑板腺开口的刺激。再用热毛巾热敷5~10min。然后再进行睑板腺按摩，方法是先以左手食指固定上眼睑，右手食指或持棉签从上向下滑动至睫毛根部，从眼角至眼尾；下眼睑按摩时方向须从下向上。此外，也可以配戴湿房镜、眼罩、接触镜保存泪液等，但往往此类方法价格相对昂贵，而且使用不当容易引起新的感染。

3.中医治疗

中医认为老年干眼多以阴津亏虚为其基本病机，治疗以滋阴生津明目为主。多以杞菊地黄汤加减，多用熟地黄、山萸肉、牡丹皮、茯苓、山药、泽泻、枸杞子、菊花、天冬、麦冬等药物。老年患者可以在医生的指导下口服杞菊地黄丸、八珍汤等中药。采用针灸、耳穴疗法治疗老年人干眼有效且安全。社区老年人比较青睐中医，此类方法在临床使用也日益增多。

第五节 其他易患人群干眼

一、置身不良环境者

置身于以下的环境中，会加速泪液的蒸发：烟雾、污浊的空气、高温、紫外线、暖气及冷气房间、干燥的天气等。空气污染指数的升高会增加干眼的发病率。有研究发现干眼的发病与气温、相对湿度、风速、二氧化氮以及臭氧密切相关。空气污染物和天气条件会损害泪膜和眼表健康，并影响眼睛润滑和自我保护的能力。此外，不利的环境还会刺激角膜神经，导致眼干、疼痛和灼烧感等症状的出现。所以在这种不良环境中工作或者生活的人群要尽可能根据情况采取个性化的缓解策略。要尽可能减少待在不良环境的持续时间。针对空气污染可以通过消除污染源或者通过干预措施避免已知污染源，如在室内添加空气过滤净化设备，优化温度和湿度，消除不良霉菌以及种植绿色植物等方式来改善空气环境。处于暖气及冷气房间办公或学习，要注意使用加湿器；或在周围用喷壶定时喷水，始终保持空气湿润、避免过度干燥。此外，应当避免或者尽可能减少暴露，或者佩戴可以保护眼部的特殊眼罩，从而减轻空气污染对眼表的危害。

二、电子屏幕长期使用者

长时间使用电子屏幕，聚精会神盯着电脑、电视、手机屏幕等，眨眼次数会随之减少，导致眼表长时间暴露在空气中，易于受到损伤，出现视疲劳、视物模糊、眼干等症状。如果合并有近视和散光、需配戴眼镜而未戴或者配戴度数不合适的眼镜者更容易出现干眼症状。这一类人群应尽可能降低视频终端对眼睛的影响，可以通过降低屏幕亮度，或者改变周围的光照环境，尽量减少屏幕上的眩光。降低电脑桌面的高度，电脑显示器稍微低于眼睛的水平，这样更容易缓解颈部和眼部的紧张。平时要注意用眼适度，每隔20min左右设置电脑黑屏，或者采用远眺来放松眼部。平时要避免熬夜，合理的作息和睡眠是缓解干眼症状的关键。

三、配戴隐形眼镜者

由于配戴隐形眼镜后，正常的泪膜结构和功能受到了干扰，睁眼时与空气直接接触的镜片可能会出现脱水，继而从镜后泪膜中吸取水分。此外，置于眼内的镜片可能会破坏脂质层的正常分布。通常配戴隐形眼镜后，不完全瞬目增多，会破坏了泪膜稳定性。镜片与角膜紧密接触，也会影响泪液的交换率，废弃物不能及时排出而积聚于角膜表面，导致干眼。这类人群应该尽可能减少隐形眼镜的配戴时间，平时要注意配戴或取下眼镜时的卫生，避免感染。

四、其他疾病导致干眼者

1.干燥综合征

干燥综合征是一种慢性进展性、自身免疫性、全身性的疾病。主要累及泪腺和唾液腺，表现为眼干，口干，此外还常伴有关节炎、皮炎、乏力、发热等。患者通常因为严重的干眼症状首先就诊于眼科。干燥综合征如果能够尽早确诊，获得正确及时的治疗，一般都会取得较好的效果。眼科治疗包括人工泪液、自体血清、配戴湿房镜等，风湿科治疗往往选择用激素和免疫抑制药物，如果累及到其他器官还需要到其他专科进行治疗。

2.糖尿病干眼

根据流行病学研究，目前全球有63%的2型糖尿病患者存在干眼相关临床症状。研究发现，糖尿病对角膜、结膜、睑板腺结构、泪腺结构均有不同程度的损害，进而引起干眼症状。糖尿病干眼与普通干眼不同，糖尿病干眼病程相对长，易虚实夹杂，因此治疗难度大，治疗周期长。中医在治疗糖尿病干眼方面有独特的优势，能标本兼顾，整体调摄。中药口服、熏蒸、针灸、按摩等均对糖尿病干眼有一定疗效。

3.类风湿关节炎

类风湿关节炎是以关节组织慢性炎症病变为主要病理改变的自身免疫性疾病，早期可同时累及眼部，出现眼部损害。该病多见于中年女性，国内发病率为0.2%~0.4%，主要侵害部位为手足小关节，还可累及肺、心、眼、神经系统等其他器官或组织。类风湿关节炎最常见的眼部症状为干眼，10%~35%的类风湿关节炎患者患有干眼，其发病机制可能是多种因素引起的机体免疫功能异常。免疫介导的炎性损伤是类风湿关节炎的主要发病机制，同样也是各类干眼发病的共同机制。总体看来，类风湿关节炎继发的干眼病因复杂，要彻底根治尚不能实现。应根据患者干眼的严重程度选择疗效好且经济的治疗方式。类风湿关节炎所继发的干眼治疗是在补充人工泪液、泪液保持的基础上，发展一些促进泪液分泌和纠正其潜在病因的方法。由于糖皮质激素在治疗类风湿关节炎的疗效是得到肯定的，故也可用其治疗类风湿关节炎继发的干眼。

4.红斑狼疮

系统性红斑狼疮（systemic lupus erythematosns，SLE）是一种以体内多种自身抗体及脏器损害为特征的自身免疫性疾病，其中干眼也是SLE累及的一种病变，严重者可能会影响视力甚至致盲，给患者自身和家庭带来严重影响。有研究发现SLE患者容易出现眼表状态的异常改变，是干眼的易患人群，并且角膜荧光素染色、Schimer I 试验及TBUT检查有助于发现SLE患者眼表状态的异常改变。泪腺往往是自身免疫性疾病的受累组织，当泪腺的炎症细胞浸润到一定程度会导致泪液分泌减少，引发水液缺乏型干眼。除此之外，SLE受试者的泪膜稳定性和脂质层质量较差，表现出不完整的闪烁，这可能与泪膜的脂质层完整性维持不良有关。有研究显示，瞬目可促进脂质层在眼表均匀分布。神经系统损害在自身免疫性疾病也十分常见，SLE患者的角膜知觉明显减退，易发生眼表损害。

第八章
干眼的日常养护与管理

第一节　干眼的日常养护

一、保持良好的用眼习惯

1.合理使用电子产品

一旦出现干眼症状后，在接受治疗的同时一定要注意保持良好的用眼习惯。平时操作电脑的最佳距离应保持在50~60cm，屏幕尺寸较大者可以考虑离得更远一些。这样既减少了辐射伤害，还避免了过近距离造成的视疲劳。也可以通过软件设置电脑黑屏时间，提醒自己及时休息。此外，保持适当的姿势，操作台下面腿部的空间要大，座椅应调至适当高度，使屏幕上缘与眼睛同高。双眼平视屏幕，可使颈部肌肉放松，同时可以使头颈部、眼部的血液循环良好。应减少电脑手机用眼时间，持续用眼不要超过30min，保持电脑屏幕的清晰，一般每阅读半小时休息5min以上，或者按揉眼部穴位来缓解疲劳；减少暗光下使用手机或平板电脑等电子产品的时间，电脑屏幕前加装减少反光的护目镜，以免增加眼睛的负担。此外，在长时间使用电脑后可以通过眼保健操或者眼球操来缓解眼部不适，转动眼球，顺时针3下，逆时针3下。

2.减少隐形眼镜的配戴

干眼患者应尽量减少隐形眼镜的配戴，建议每周至少换成框架眼镜一次；如若必须戴，可用隐形眼镜专用的润湿液，并且要注意经常更换护理液。一定不要戴着隐形眼镜睡觉。要注意眼部卫生，平时接触隐形眼镜前要彻底清洁手部。

3.常眨眼多按摩

眨眼是保持眼睛湿润最简单有效的方式，因此时刻提醒自己多眨眼睛。最好做到每隔20min就连续眨眼20s，眼睛离开屏幕20s，望向远方放松双眼。在长时间用眼后要注意适时休息，坚持每天做眼保健操，以改善眼部血液循环和调节状态。可以通过配戴湿房镜来减少泪液的蒸发并且有效避免外部环境对眼镜的伤害。平时多用毛巾热敷眼部可以促进眼部四周的血液循环，可以缓解因睑板腺功能障碍发生的干眼。

二、保持良好的生活习惯

1.重视睡眠

避免熬夜、睡眠不足引起的干眼加重。干眼患者应尽量保证充足睡眠和良好的睡眠质量。充分的睡眠可以辅助改善干眼症状或有效预防干眼的再次发生。如果平时有失眠的困扰要尽早干预治疗，通过口服药物或针灸等方式改善睡眠。睡不着时应尽量闭眼休息，不要在黑暗环境中阅读或看手机，以免加重干眼。

2.保持良好的生活环境

室内环境要保持卫生，常通风透气，还需要注意调节室内湿度，避免眼部干燥。空间太干燥，长时间使用空调或者天气转变时，可在室内使用空气加湿器或者放一盆水加以保湿。平时可以多种植些绿色植物来提高室内空气含氧量，也可以让眼睛在注视绿色植物时得到放松。

3.注意眼部清洁

一些患者的干眼是由于眼部化妆品应用不良引起的，所以应当停用此类化妆品。注意在脸部涂抹过后，用棉棒轻轻擦拭，去除睑缘的睑板腺油脂和化妆品。平时在清洁脸部时也要注意避免洗面奶等产品进入眼中。

4.锻炼身体

适当的运动可以改善局部血液循环，有助于干眼症状的缓解。所以干眼患者要经常参加户外活动，通过跑步、散步等方式促进眼部血液循环，平时可以进行远眺放松练习、眼部保健操等。

三、注意饮食健康

1.补充维生素A

干眼患者应多食含有高维生素的蔬菜和水果，尤其是注意补充维生素A。

长时间接触电脑的人使用维生素A不但可以减少电脑辐射的伤害，还能缓解眼干、眼涩的症状。可多吃胡萝卜等蔬菜；避免进食油炸、刺激性食物；多食优质蛋白，如瘦肉、鱼类；少食高脂、高糖、高热量的食物和动物内脏。多喝水，适当饮茶，因为茶叶中富含维生素A。

2. 忌食辛辣

过食辛辣之品，容易导致脾胃湿热蕴积，清气不升，气机不利，目失濡养而出现干眼症状。要注意均衡饮食，干眼患者尤其要清淡饮食，少食用油腻之品，并且要改变挑食的坏习惯。

3. 重视食补

平时可以多喝白木耳红枣汤，或石斛煎汤代水喝，以养阴润目。还可以经常饮用枸杞菊花茶，喝前可以先趁热熏一熏眼睛。肥胖并伴有干眼症状，眼角分泌物增多的人可以用保和丸加些薏米仁熬汤喝。深海鱼油富含不饱和脂肪酸，有研究表明不饱和脂肪酸及其体内衍生物可以抑制眼周炎症的发生，缓解干眼症状，可能与其能增加眼部腺体中DHA的供应有关。所以在条件允许下可适当服用深海鱼油来缓解干眼。

第二节　干眼的日常管理

一、科学用药

在TFOS DEWS II的指南中，公布了全世界目前使用的干眼治疗药物，包括糖皮质激素、类固醇、性激素、环孢素、非甾体抗炎药、润滑素、重组人生长因子、TNF-α 刺激基因/蛋白-6、IL-1受体拮抗剂（IL-1Ra）、神经肽、淋巴细胞功能相关抗原1（LFA-1）拮抗剂、四环素、大环内酯类口服药物等多种口服药物。不同药物针对的靶点不同，一定要在医生的指导下选择对症的有效药物。临床中最常使用的人工泪液包括羧甲基纤维素、羟丙基甲基纤维素、透明质酸、羟丙基纤维素等。需要注意使用富含电解质、不含防腐剂的人工泪液一定要考虑使用频率，一般情况下每日应用次数不超出6次。此外还有生物泪液替代品：自体血清、脐带血清、血小板制剂、黏液溶解剂、瞬时受体电位香草酸亚型1（transient receptor potential vanilloid member 1, TRPV1）受体拮抗剂等产品。

一定要注意这些药物平时的保存和使用卫生，使用眼药水前要正确洗手，避免由于自身操作不当而引起的眼表感染。此外，要避免一次性滴入过多药水，导致眼睛无法吸收，不仅使得治疗效果减弱，而且造成了药物浪费。如果需要同时使用两种及以上的眼药水时，间隔时间一定要达到5~10min，否则会导致前一种药物还未吸收完全就被第二种药水"挤出眼睛"，影响治疗效果。一些药物的应用，特别是长期全身应用，也会影响腺体分泌泪液，例如解痉药、镇静剂等，也有引起干眼的可能，一旦发现症状，应立即停药。

正确使用眼药水的方法：①核对药水瓶，检查是否在有效期内，并观察药液有无混浊、变质或者有沉淀物。②正确并充分地洗手。③拧开药瓶先挤出1滴废弃。④取坐位或者仰卧位，头后仰充分睁眼并直视上方，以一手固定下眼睑下缘，另一手持药瓶距离眼约3cm处垂直滴下。

二、坚持治疗

患者如果出现眼部不适症状，应当尽早去医院确诊治疗。当明确诊断及治疗方案后，患者一定要遵循医嘱，按时用药及定量用药。医护人员需要重视、指导患者正确用药或接受治疗。干眼患者要理解坚持治疗的必要性及重要性，不得随意更改临床用药方案或治疗方案，不可随意滥用药物，导致病情延误或加重。如果选择中医针灸疗法治疗时，一定要按疗程规范化治疗，坚持治疗，不要半途而废。

三、重视心理干预

诸多临床研究表明，干眼的严重程度和疾病性质与患者心理状态密切相关，众多的临床研究也充分显示了患者对疾病的认知程度，可能是其心理失衡，内分泌失调，激素调节功能障碍，引发睑板腺功能障碍，从而导致干眼的产生。有研究调查了干眼患者抑郁症状的患病率及其严重程度，并检查了抑郁症状是否与干眼的症状、体征或亚型或心理因素（韧性，病前人格和主观幸福感）相关，结果发现在所有参与者中，有61%有抑郁症状（轻微25%，轻度14%，中度17%和重度5%）。当病人出现眼部干涩、异物感、长期慢性眼表刺激症状时，容易对疾病产生畏惧和担忧，从而对工作和生活缺乏热情，部分患者甚至会出现失眠、抑郁等症状，严重影响生活质量。并且患者的不适症状无法被周围人所理解，更加影响其日常情绪。干眼的严重程度与焦虑和抑郁症状有关，而有效的干眼的治疗可以帮助减轻抑郁症状，反之有效地控制抑郁症状可以帮助缓解干眼的症状。总而言之，很明显干眼和抑郁症之间有着密切的联系，并且极大地影响患者生活的方式。另外，抑郁症及其药物可诱发或加重干眼症状，抗抑郁药物是干眼的危险因素之一。

　　焦虑和抑郁是干眼患者较为常见的心理障碍类型，此外干眼还可导致患者心理疲劳、述情障碍等不同形式的心理疾患。因此当患者表示出焦虑时，应当给予足够的重视和耐心的解释。平时需要做好患者日常健康宣教工作。及时帮助患者及其家属全面认识干眼的致病因素及各类危险因素。医生应该结合患者实际情况及临床症状制定具体治疗方案，积极鼓励患者，增强患者战胜疾病的信心。患者的心理护理需要从病因入手，缓解患者对疾病的恐惧、焦虑情绪，以达到缓解病情、利于治疗的目的。同时要进行相关的心理疏导，避免患者出现盲目负面情绪；如果治疗效果不佳，更应多交流，增强其治疗信心。建议患者转移自己的焦虑情绪，多参加各类活动，通过心理沟通、注意力转移等方式改善或消除不良情绪。

参考文献

［1］刘祖国，张晓博. 解读国际泪膜与眼表协会2017年干眼专家共识中的干眼定义与分类［J］. 中华眼科杂志，2018，54（4）：246-248.

［2］中华医学会眼科学分会角膜病学组. 干眼临床诊疗专家共识（2013年）［J］. 中华眼科杂志，2013，49（1）：73-75.

［3］亚洲干眼协会中国分会，海峡两岸医药卫生交流协会眼科学专业委员会眼表与泪液病学组，中国医师协会眼科医师分会眼表与干眼学组. 中国干眼专家共识：定义和分类（2020年）［J］. 中华眼科杂志，2020，56（6）：418-422.

［4］韦振宇，刘含若，梁庆丰. 我国干眼流行病学的研究进展［J］. 中华眼科医学杂志，2020，10（1）：46-50.

［5］肖秀林，韦福邦，韦礼友，等. 广西柳州市普通人群干眼症流行病学的调查［J］. 国际眼科杂志，2009，9：947-949.

［6］Dana R，Bradley J L，Guerin A，et al. Estimated Prevalence and Incidence of Dry Eye Disease Based on Coding Analysis of a Large，All-age United States Health Care System［J］. Am J Ophthalmol，2019，202：47-54.

［7］Craig J P，Lim J，Han A，et al. Ethnic differences between the Asian and Caucasian ocular surface：A co-located adult migrant population cohort study［J］. Ocul Surf，2019，17（1）：83-88.

［8］Stapleton F，Alves M，Bunya V Y，et al. TFOS DEWS II Epidemiology Report［J］. Ocul Surf，2017，15（3）：334-365.

［9］Wolffsohn J S，Arita R，Chalmers R，et al. TFOS DEWS II Diagnostic Methodology report［J］. Ocul Surf，2017，15（3）：539-574.

［10］Nichols K K，Foulks G N，Bron A J，et al. The international workshop on meibomian gland dysfunction：executive summary［J］. Invest Ophthalmol Vis Sci，2011，52（4）：1922-1929.

［11］Bjordal O，Norheim K B，Rødahl E，et al. Primary Sjögren's syndrome and the eye［J］. Surv Ophthalmol，2020，65（2）：119-132.

［12］Galor A，Kumar N，Feuer W，et al. Environmental factors affect the risk of dry eye syndrome in a United States veteran population［J］. Ophthalmology，2014，121（4）：972–973.

［13］Yamanishi R，Uchino M，Uchino Y，et al. Changes in Distribution of Dry Eye Diagnostic Status Among Visual Display Terminal Workers According to the Revised Criteria of the Asia Dry Eye Society［J］. Cornea，2020，39（5）：578–583.

［14］Albietz J M，Lenton L M，McLennan S G. Dry eye after LASIK：comparison of outcomes for Asian and Caucasian eyes［J］. Clin Exp Optom，2005，88（2）：89–96.

［15］中华中医药学会.中医眼科常见病诊疗指南［M］.北京：中国中医药出版社，2012.

［16］彭清华.中医眼科学［M］.上海：上海科学技术出版社，2019.

［17］Li Y，Jin R，Li L，et al. Expression and Role of Nucleotide–Binding Oligomerization Domain 2（NOD2）in the Ocular Surface of Murine Dry Eye［J］. Invest Ophthalmol Vis Sci，2019，60（7）：2641–2649.

［18］Lin H，Li W，Dong N，et al. Changes in corneal epithelial layer inflammatory cells in aqueous tear–deficient dry eye［J］. Invest Ophthalmol Vis Sci，2010，51（1）：122–128.

［19］Launay P S，Reboussin E，Liang H，et al. Ocular inflammation induces trigeminal pain，peripheral and central neuroinflammatory mechanisms［J］. Neurobiol Dis，2016，88：16–28.

［20］Vehof J，Hysi P G，Hammond C J. A metabolome–wide study of dry eye disease reveals serum androgens as biomarkers［J］. Ophthalmology，2017，124（4）：505–511.

［21］Vemuganti G K，Tiwari S，Nair R M，et al. Effect of androgens on human lacrimal gland cells in–vitro［J］. Invest Ophthalmol Vis Sci，2016，57（12）：6194.

［22］亚洲干眼协会中国分会，海峡两岸医药卫生交流协会眼科学专业委员会眼表与泪液病学组，中国医师协会眼科医师分会眼表与干眼学组.中国干眼专家共识：检查和诊断（2020年）［J］.中华眼科杂志，2020，56（10）：741–747.

［23］Sang X，Li Y，Yang L，et al. Lipid layer thickness and tear meniscus height measurements for the differential diagnosis of evaporative dry eye subtypes［J］. Int J Ophthalmol，2018，11（9）：1496-1502.

［24］黎颖莉，刘祖国，邓应平，等.干眼临床诊疗的新认识及研究的新方向［J］.中华实验眼科杂志，2020，38（3）：161-164.

［25］徐建江，洪佳旭.解读国际泪膜与眼表协会2017年干眼专家共识中的干眼处理与治疗［J］.中华眼科杂志，2018，54（4）：249-251.

［26］徐红，张进，王海丽，等.眼病针灸简史［J］.中医文献杂志，2016，34（01）：56-60.

［27］贺伟平，姜丽芳，李应昆.睛明穴临床研究汇总［J］.甘肃中医，2008，21（11）：8-10.

［28］李欣航，周新尧，陈劲舟，等.古今文献中治疗眼干取穴规律对比研究［J］.现代中医临床，2018，25（4）：49-53.

［29］朱冠珏.针刺治疗干燥性角结膜炎的临床观察［J］.中国针灸，2003（1）：62.

［30］高卫萍，孙化萍，王育良，等.针刺治疗干眼症的临床研究［J］.中国针灸，2004（10）：23-25.

［31］孙晓艳，何慧琴.针刺治疗水液缺乏型干眼症临床观察［J］.新中医，2013，45（12）：139-142.

［32］李金全，吕璐.针刺睛明、承泣为主治疗干眼症30例［J］.山东中医杂志，2018，37（6）：491-493.

［33］郭梦虎，崔恩曹，李馨源，等.电针治疗干眼症临床疗效观察［J］.上海针灸杂志，2012，31（4）：245-247.

［34］冯清云，满在山，李荟.电针治疗干眼症32例［J］.山东中医杂志，2013，32（3）：182-183.

［35］刘亚丽，杨丽娟，杨桂桂.电针治疗干眼症临床观察［J］.吉林中医药，2012，32（12）：1275-1276.

［36］刘达理.针药结合治疗干眼症的效果分析［J］.中医临床研究，2013，5（6）：30-31.

［37］沈瑜，冯鑫鑫，陈雷.针刺配合中药离子导入治疗干眼症疗效观察［J］.上海针灸杂志，2017，36（3）：319-322.

［38］刘新泉，朱华英，阮雯洁.针刺配合中药雾化治疗干眼症疗效观察

［J］.上海针灸杂志，2012，31（7）：515-517.

［39］赵美玲，周旋，李琳，等.针刺配合艾灸治疗干眼症26例临床疗效观察［J］.实用中西医结合临床，2016，16（11）：73+77.

［40］杨威，张燕超，刘冬全，等.养血润目法治疗干眼症的临床观察［J］.中国针灸，2006，（8）：571-573.

［41］国家市场监督管理总局，国家标准化管理委员会.经穴名称与定位［S］.北京：中国标准出版社，2021.

［42］国家市场监督管理总局，国家标准化管理委员会.耳穴名称与定位［S］.北京：中国标准出版社，2008.

［43］沈雪勇，许能贵.经络腧穴学［M］.北京：人民卫生出版社，2012.

［44］邵水金.中医应用腧穴解剖学［M］.北京：中国中医药出版社，2014.

［45］邵水金.正常人体解剖学［M］.北京：中国中医药出版社，2012.

［46］杜元灏，董勤.针灸治疗学［M］.北京：人民卫生出版社，2016.

［47］邱茂良.针灸学［M］.上海：上海科学技术出版社，1985.

［48］彭清华.中医眼科学［M］.北京：中国中医药出版社，2013：207-208.

［49］曾庆华.中医眼科学［M］.北京：中国中医药出版社，2007：241-242.

［50］方剑乔，王富春.刺法灸法学［M］.北京：人民卫生出版社，2012.

［51］国家市场监督管理总局，国家标准化管理委员会.针灸技术操作规范.第2部分：头针［S］.国家标准出版社，2021.

［52］叶明柱，胡追成."颈夹脊"源流考略［J］.上海针灸杂志，2016，35（12）：1464-1465.

［53］沈学勇.经络腧穴学［M］.北京：中国中医药出版社，2016.

［54］世界针灸学会联合会.耳穴名称与定位（WFAS STANDARD 002：2013）［S］.北京：中国中医药出版社，2016.

［55］王富春，马铁明.刺法灸法学［M］.北京：中国中医药出版社，2018.

［56］国家市场监督管理总局，国家标准化管理委员会.针灸技术操作规范第15部分：眼针［S］.北京：中国标准出版社，2021.

［57］世界针灸学会联合会.头针技术操作规范（WFAS STANDARD 004：2013）［S］.北京：中国中医药出版社，2016.

［58］刘雪，徐雯，高卫萍.针药对干眼兔模型泪液分泌及泪腺中乙酰胆碱含量的影响［J］.南京中医药大学学报，2014，30（5）：447-449.

［59］Tae-Hun Kim，Jung Won Kang，Kun Hyung Kim，et al. Acupuncture for the Treatment of Dry Eye：A Multicenter Randomised Controlled Trial with Active Comparison Intervention（Artificial Teardrops）［J］. PLoS One，2012，7（5）：36638.

［60］吴鲁华，周剑，何萍，等.辨证针刺治疗不同证型干眼的疗效观察［J］.中国中医眼科杂志，2015，25（1）：19-22.

［61］李婧，赵百孝，李蔚为，等.腹针配合梅花针治疗50例干眼患者的临床观察［J］.中国中医眼科杂志，2019，29（3）：206-210.

［62］黄蓉，吴晓阳，李杜军.针刺治疗干眼症疗效观察［J］.中国中医药信息杂志，2013，20（2）：67-68.

［63］宋立，唐万华，俞兴源，等.雷火灸治疗干眼临床验证方案疗效的多中心观察［J］.中国中医眼科杂志，2015，25（2）：98-101.

［64］付伟伟，张国亮，刘志顺，等.核桃壳眼镜灸改善干眼症状随机对照试验［J］.中国针灸，2018，38（11）：1177-1182.

［65］马宏杰，冯磊，王家良，等.揿针埋针对干眼症患者泪膜的影响［J］.中国针灸，2018，38（3）：273-276.

［66］张德玉，赫群，缪晚虹，等.鬃针与针刺治疗干眼的疗效比较［J］.中国中医眼科杂志，2020，30（5）：341-344+349.

［67］任芳，胡晓丹，南洋.头面部刮痧疗法治疗肝肾阴虚型干眼临床观察［J］.现代中西医结合杂志，2020，29（15）：1616-1619+1626.

［68］李凯，王育良，龚佳怡.润目灵联合针刺治疗水样液缺乏性干眼的临床研究［J］.中国中医眼科杂志，2013，23（3）：165-168.

［69］陈国明，陈智尧.针刺对去势雌兔干眼症模型的炎症因子及MUC5AC、MUC19表达的影响［J］.针灸临床杂志，2017，33（8）：55-59+79.

［70］郭媛，许雪梅，尹林子，等.不同灸材和艾材燃烧辐射的光谱特性［J］.中国组织工程研究，2018，22（14）：2233-2238.

［71］Yin Y，Liu N，Gong L，et al. Changes in the meibomian gland after exposure to intense pulsed light in meibomian gland dysfunction（MGD）patients［J］. Curr Eye Res，2018，43（3）：308-313.

［72］张月梅，高卫萍.针刺对去势雄兔干眼模型泪液分泌及泪腺上皮细胞相关蛋白Fas/FasL表达的影响［J］.辽宁中医药大学学报，2012，14（8）：248-250.

［73］Qiu X，Gong L，Sun X，et al. Efficacy of acupuncture and identification of tear protein expression changes using iTRAQ quantitative proteomics in rabbits［J］. Curr Eye Res，2011，36（10）：886-894.

［74］Liu Q，Liu J，Ren C，et al. Proteomic analysis of tears following acupuncture treatment for menopausal dry eye disease by two-dimensional nano-liquid chromatography coupled with tandem mass spectrometry［J］. Int J Nanomedicine，2017，12：1663-1671.

［75］Chen Y，Chauhan S K，Shao C，et al. IFN-gamma-expressing Th17 cells are required for development of severe ocular surface autoimmunity［J］. J Immunol，2017，199（3）：1163-1169.

［76］赵静，薛思源，王孙成，等.针刺对干眼症血清中炎症因子影响的随机对照试验［J］.中华中医药学刊，2019，37（1）：250-252.

［77］龚岚，孙兴怀，马晓芃.针刺对兔泪液分泌及泪腺血管活性肠肽浓度的影响［J］.针刺研究，2006，31（6）：347-350.

［78］高卫萍，张义彪，李桥.针刺对干眼兔模型泪液分泌及泪腺中乙酰胆碱含量的影响［J］.新中医，2011，43（3）：134-136.

［79］王娇娇，高卫萍，丁宁，等.针刺对干眼的抗炎作用以及与JAK2/STAT3信号转导通路的关系［J］.眼科新进展，2019，39（8）：719-722+727.

［80］刘玉林，吴护平.儿童干眼相关因素的研究进展［J］.国际眼科杂志，2018，18（11）：1982-1985.

［81］王辉，于静，邱礼新.产后干眼患者的中医证候及相关影响因素分析［J］.中国中医眼科杂志，2020，30（12）：849-853.

［82］陈亚娟，廖良，宫晓红.围绝经期女性干眼发病相关影响因素分析［J］.国际眼科杂志，2017，17（2）：263-265.

［83］温勇，曾汉东，秦智勇，等.经络脏腑辨证针灸治疗围绝经期肝肾阴虚型干眼的临床观察［J］.中国民族民间医药，2018，27（3）：111-113.

［84］刘素清.中药湿热敷加针刺三阴交治疗围绝经期干眼的临床观察［J］.临床医药文献电子杂志，2018，5（55）：153-154.

[85] Aljarousha M, Badarudin N E, Che Azemin M Z.Comparison of dry eye parameters between diabetics and non-diabetics in district of Kuantan, Pahang [J]. Malays J Med Sci, 2016, 23（3）: 72-77.

[86] 许愿，李青松，张斌，等.糖尿病干眼的中医治疗研究进展 [J].中医药导报，2020，26（16）: 141-144.

[87] 贾烨，赖兆光.类风湿性关节炎继发干眼症的发病及药物治疗现状 [J].现代诊断与治疗，2013，24（1）: 208-209.

[88] 赵春宁，吴红，张晓宇.系统性红斑狼疮患者眼表状态的临床特点 [J].中国医学创新，2015，12（18）: 119-121.

[89] 马晓萍，孙兴怀.干眼茶馆 [M].上海: 上海交通大学出版社，2017.

[90] Kaiser T, Janssen B, Schrader S, et al. Depressive symptoms, resilience, and personality traits in dry eye disease [J]. Graefes Arch ClinExpOphthalmol. 2019, 257（3）: 591-599.

[91] 梁庆丰，韦振宇.关注干眼患者的心理问题 [J].眼科，2020，29（3）: 166-168.